Guide pratique

de Radiographie et

de Radioscopie

par le Dr Réclu

Guide Pratique

DE

Radiographie et de Radioscopie

LES ACTUALITÉS MÉDICALES

Collection de volumes in-16, de 96 p., cartonnés, chaque vol. 2 fr.

Apert. *Les Enfants retardataires.*
— *La Goutte et son traitement.*
Auvray. *Diagnostic de l'Appendicite.*
Barbier et Ulman. *La Diphtérie.*
Béclère. *Les Rayons de Rontgen et le Diagnostic des Maladies, 3 vol.*
Bernard (Léon). *Le Pneumothorax artificiel.*
Bordier. *Les Rayons X et les Rayons N.*
Bouffe de Saint-Blaise. *Les Auto-intoxications de la grossesse.*
Braquehaye. *La Gastrotomie.*
Brouardel. *Les Accidents du travail,* 2e édit.
Carle. (J.). *Les fièvres paratyphoïdes.*
Carnot. *Les Régénérations d'organes.*
Cathelin. *Le Cloisonnement vésical.*
Cerné et Delaforge. *La Radioscopie clinique de l'estomac.*
Chantemesse et Borel. *Mouches et Choléra.*
— *Moustiques et Fièvre jaune.*
Chavannes. *Le Traitement de la Surdité.*
Claude. *Cancer et Tuberculose.*
Collet. *L'Odorat et ses Troubles.*
Courmont et Doyon. *Le Tétanos.*
Crémieu. *Radiothérapie dans les maladies du sang.*
Dausset. *La Chaleur et le Froid en thérapeutique.*
Delherm et Laquerrière. *L'Ionothérapie.*
Deny et Camus. *Les Folies intermittentes.*
Deny et Roy. *La Démence précoce.*
Dopter. *La méningite cérébro-spinale.*
Dor. *La Fatigue oculaire.*
Emery. *Traitement de la syphilis,* 3e édit.
Enriquez et Sicard. *Les Oxydations de l'Organisme.*
F raikin. *Déséquilibre du ventre et névropathies consécutives.*
Froussard. *Le Traitement de la Constipation,* 3e édit.
Garel. *Le Rhume des Foins.*
Gastou. *L'Ultramicroscope,* 2e édit.
— *Les Maladies du Cuir chevelu,* 3e édit.
— *Hygiène du Visage;* 2e édit.
Gastou et Girauld. *Diagnostic de la Syphilis.*
Gaultier. *Exploration du Tube digestif.*
— *Calculs biliaires et Pancréatites.*
— *Les Dilatations de l'Estomac.*
— *Les Opsonines,* 2e édit.
Gilbert et Lion. *La Syphilis de l. Moelle.*
Gilles de la Tourette *Les Myélites syphilitiques.*
Gley. *Les Sécrétions internes.*
Gouget. *L'Artériosclérose et son traitement,* 2e édit.
Grasset et Rimbaud. *Diagnostic des Maladies de la Moelle,* 4e édit.
Grasset et Rimbaud. *Diagnostic des Maladies de l'Encéphale,* 3e édit.
Guisez. *Trachéobronchoscopie et Œsophagoscopie.*
Horand. *Syphilis et Cancer.*
Jaubert. *La Pratique Héliothérapique.*

Josué. *La Sémiologie cardiaque actuelle.*
Kelm. *Les Médications nouvelles en obstétrique.*
Labbé (H.). *Médications reconstituantes.*
— *La Diathèse urique.*
Labbé (M.). *Le Cytodiagnostic,* 2e édit.
— *Le Sang,* 2e édit.
Lannois et Porot. *Les Thérapeutiques récentes dans les maladies nerveuses.*
Laroche, Richet fils, Saint-Girons. *L'Anaphylaxie alimentaire.*
Legueu. *Le Rein mobile.*
Le Moignic et Sézary. *Le lipovaccin.*
Le Noir. *L'Obésité et son traitement.*
Lépine. *Le Diabète,* 2 vol., 2e édit.
Lévy et Baudouin. *Les Névralgies.*
Lippmann. *Le Pneumocoque.*
Marfan. *Le Rachitisme.*
Mauban. *L'Arthritisme.*
— *L'Acétonurie et son traitement.*
Méry. *La Vaccination antityphoïdique.*
Millan. *Traitement de la Syphilis par le 606,* 2e édit.
Minet et Leclercq. *L'Anaphylaxie.*
Mosny. *La Protection de la santé publique.*
Nouchet. *Chirurgie intestinale d'urgence.*
Nattan-Larrier. *Les Médications préventives.*
Nicolas et Jambon. *Hygiène de la peau et du cuir chevelu,* 2e édition.
Oppenheim et Lœper. *La Médication surrénale.*
Pauchet. *Chirurgie des voies biliaires.*
Péhu. *L'Alimentation des enfants malades.*
Pousson. *Traitement chirurgical des Néphrites médicales.*
Raimondi. *Puériculture et Pouponnières.*
— *L'Allaitement.*
Régis et Verger. *La Paralysie générale traumatique et les Accidents du travail.*
Régnier. *La Mécanothérapie.*
— *Radiothérapie et Photothérapie.*
Riche. *Les États neurasthéniques.*
Roux (J.). *Les Névroses traumatiques.*
Sacquépée. *Les Empoisonnements alimentaires.*
Sainton et Delherm. *Les Traitements du Goitre exophtalmique.*
Sézary. *Tuberculinothérapie et Sérothérapie antituberculeuse.*
Springer. *Traitement des troubles des arrêts de croissance.*
Teissier. *Les Albuminuries curables.* 2e édit., 3 vol.
Triboulet et Coyon. *Le Rhumatisme articulaire aigu en bactériologie.*
Uteau. *La petite chirurgie urinaire.*
Vaquez et Aubertin. *Traitement des anémies.*
Villemin. *Le Canal vagino-péritonéal.*
Wickam et Degrais. *Le Radium dans le traitement du Cancer.*
Widal et Javal. *La Cure de Déchloration,* 2e édit.
Zimmern. *La Fulguration.*
Zimmern et Turchini. *Courants de haute fréquence et d'Arsonvalisation*

LES ACTUALITÉS MÉDICALES

Guide Pratique

de

Radiographie

et de

Radioscopie

PAR

Le Dr RÉCHOU

Professeur agrégé à la Faculté de Médecine de Bordeaux

Avec 27 figures dans le texte

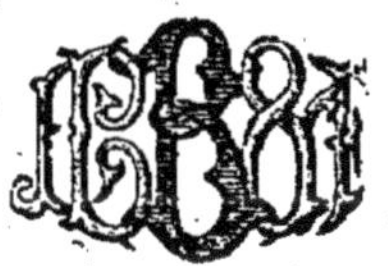

PARIS

LIBRAIRIE J.-B. BAILLIÈRE ET FILS

19, RUE HAUTEFEUILLE, PRÈS DU BOULEVARD SAINT-GERMAIN

1919

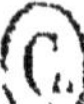

GUIDE PRATIQUE

DE

RADIOGRAPHIE ET DE RADIOSCOPIE

INTRODUCTION

Nous avons cherché, dans ce guide très élémentaire, à nous adresser d'une façon toute particulière aux débutants de la radiologie. Nous avons donc laissé de côté tout ce qui n'était pas absolument essentiel ; nous avons décrit les appareils qui nous paraissaient les plus simples et les plus utiles à connaître, nous avons indiqué les méthodes d'examen dans leur plus grande simplicité. Nous avons surtout voulu que le débutant puisse avoir immédiatement une idée un peu précise des appareils qu'il utilise, qu'il puisse, après nous avoir lu, obtenir un radiogramme sinon parfait, du moins lisible, qu'il puisse distinguer sur l'écran les choses essentielles.

Le lecteur ne devra donc pas s'étonner de ne trouver dans notre livre aucune trace d'historique, de ne pas y voir la description de certains appareils qui ne nous ont pas paru devoir rentrer dans ce cadre, tels que les interrupteurs électrolytiques, à l'heure actuelle peu employés, les contacts tournants, instruments du praticien déjà longuement exercé.

Nous avons d'ailleurs pris soin d'indiquer au lecteur les ouvrages où il pourra trouver tous les renseignements qu'il désirera pour une étude approfondie des différentes questions.

Nous espérons que ce petit ouvrage sous sa forme simple et sans prétention sera bien accueilli par ceux qui cherchent à apprendre.

I. — INSTRUMENTATION

Les diverses instrumentations sont toutes basées sur les mêmes principes; nous prendrons donc comme types de nos descriptions les appareillages qui se trouvent le plus fréquemment en usage.

Quels sont les appareils nécessaires pour pratiquer la radiographie et la radioscopie dans de bonnes conditions?

Il nous faut un transformateur, un interrupteur-turbine, un milliampèremètre, un tube à rayons X, une soupape, un pied porte-ampoule, un tableau d'assemblage comportant les rhéostats et les interrupteurs.

Ce sont ces divers instruments que nous allons étudier en détail et nous décrirons ensuite succinctement les appareils accessoires qui, sans être fondamentaux, peuvent cependant présenter une grande utilité.

Le transformateur. — Tous les transformateurs, type bobine, les seuls que nous envisagerons ici, se trouvent constitués par un noyau central formé de lames de fer doux, accolées les unes aux autres.

Sur ce noyau se trouvent enroulées un certain nombre de spires de gros fil de cuivre isolé constituant le primaire du transformateur (circuit-inducteur). Ce primaire est souvent sectionné en plusieurs parties, le plus souvent deux, reliées en tension l'une à l'autre, et permettant d'utiliser deux selfs-induction suivant l'utilisation que l'on a en vue. Pour les faibles régimes, on utilise la grande self, qui réduit la dépense au primaire et qui donne une onde de sens inverse réduite. Pour les régimes intensifs, on utilise la petite self.

Il est possible d'utiliser les deux selfs simultanément dans le cas des courant alternatifs, comme nous le verrons plus loin.

Sur le primaire et parfaitement isolé de lui se trouvent enroulées un grand nombre de spires de fil de cuivre fin,

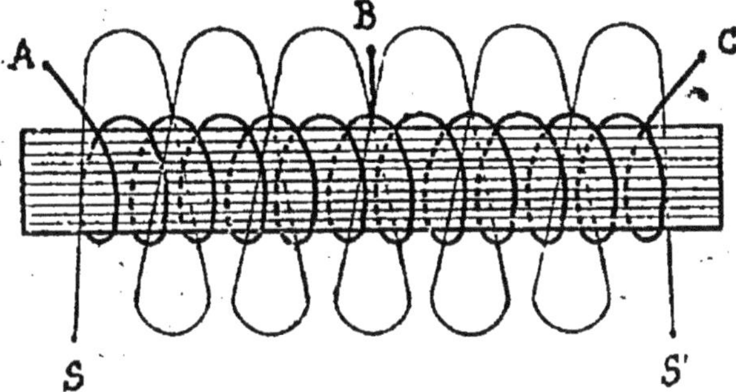

Fig. 1. — Schéma d'un transformateur.

A, B, C, circuit primaire avec ses deux selfs ; S, S', circuit secondaire.

qui sont également soigneusement isolées les unes des autres, elles constituent le secondaire du transformateur ou circuit induit. Certains (Rochefort Gaiffe) emploient un isolant pâteux, celui-ci ne peut se fendiller, l'isolement est ainsi toujours maintenu en parfait état, les bobines sont absolument increvables.

La plupart du temps le secondaire est formé d'une série de galettes ne contenant chacune qu'un petit nombre de spires, elles sont isolées les unes des autres et couplées ; ce dispositif a l'avantage de permettre une réparation facile du secondaire du transformateur quand celui-ci vient à être sectionné en un point ; il suffit en effet de rechercher la galette mise hors service et d'en effectuer le changement.

Fonctionnement des transformateurs. — Faisons passer un courant électrique dans le primaire d'un transformateur, le passage de ce courant peut être graphiquement représenté par la fig. 2 en portant les forces électro-motrices en ordonnée et les temps en abcisse.

Pendant un temps très court la force électro-motrice du courant passe de O à sa valeur de régime, c'est ce que représente la droite AB, c'est la période de croissance du courant, puis la tension reste fixe pendant

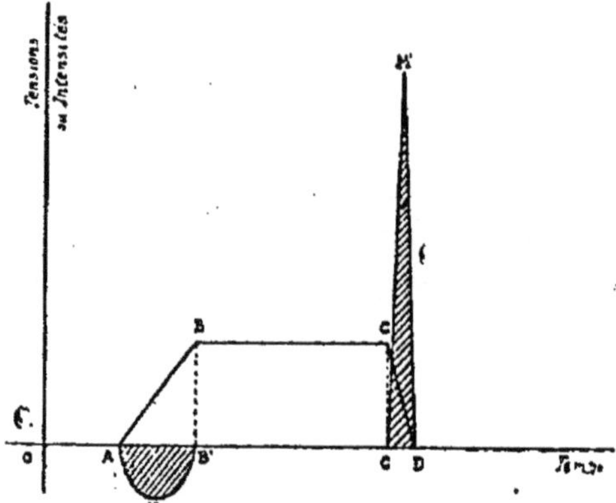

Fig. 2. — Courbes représentatives des ondes induites produites par un transformateur.

A B C D, courant inducteur ; A M B' et C M' B, ondes induites.

toute la durée du passage, c'est ce que représente la droite horizontale BC ; si l'on interrompt alors le courant, la tension tombe brusquement de sa valeur maxima à zéro et cela pendant un intervalle de temps très court. La droite CD représente la rupture du courant, c'est la période de décroissance. Pendant que ces phénomènes se produisent dans le circuit primaire, le circuit secondaire est le siège de phénomènes qui ont été découverts par Faraday.

Pendant la période de croissance du courant dans l'inducteur, le circuit induit est le siège de passage d'un courant ayant un sens inverse au courant inducteur. Le phénomène peut se représenter graphiquement en prenant les mêmes axes de coordonnées, à une échelle différente par la courbe AMB'. Le courant qui se propage dans l'induit, part d'une tension nulle pour atteindre un certain maxima et revenir à zéro dès que la variation du courant inducteur a cessé.

C'est ce que l'on appelle l'onde inverse; elle a comme durée la durée de fermeture du courant primaire.

Durant la période de fixité du courant, c'est-à-dire suivant BC, le circuit induit n'est le siège d'aucun courant. Pendant la période de rupture (CD), le circuit induit est de nouveau le siège de phénomènes électriques. Ce circuit est parcouru par un courant de même sens que le courant inducteur qui part d'une valeur nulle pour atteindre une valeur maxima et retomber à zéro en même temps que le courant inducteur. La courbe C'M'D représente la forme de ce courant, c'est le courant direct.

Si l'on portait en abcisse les intensités au lieu des tensions, on aurait des courbes analogues ; les surfaces circonscrites par les courbes AMB' et C'M'D représenteraient les quantités d'électricité mises en jeu. Ces surfaces sont égales, c'est-à-dire que les quantités d'électricité le sont aussi. La durée de fermeture du courant étant beaucoup plus longue que la rupture, la tension de l'onde directe est beaucoup plus élevée que la tension de l'onde inverse et il est évident que plus la durée de rupture est courte, plus la tension est élevée.

Par son aimantation et sa désaimentation, c'est-à-dire par les variations de flux qu'il produit, la présence du noyau de fer doux a pour rôle de créer des phénomènes d'induction analogues dans le circuit induit. Il augmente donc la puissance mise en jeu, c'est-à-dire la tension produite.

Nous n'insisterons pas davantage sur le rôle du noyau de fer doux, nous nous contenterons de signaler, qu'il a un rôle d'autant plus important que les lignes de flux qui en émanent rencontrent en plus grande quantité le circuit induit. Il faut donc que le circuit induit soit placé le plus près possible du circuit inducteur.

Le circuit inducteur reçoit du courant de faible tension qui est transformé dans le circuit induit en courant de haute tension.

Si l'on ne tient pas compte des pertes d'énergie par échauffement ou autres, la puissance mise en jeu au primaire se retrouve intégralement au secondaire. Or si nous désignons par e la tension du courant primaire et I son intensité, la puissance d'un tel courant sera :

$$p = eI.$$

Si E et i désignent les valeurs de la tension et de l'intensité au secondaire, on aura comme valeur de la puissance de ce courant Ei et par suite :

$$P = eI = Ei.$$

Il est dès lors facile de résoudre le problème suivant : Étant donné un courant de 110 volts et 2 ampères quel sera approximativement le voltage au secondaire pour une intensité de 2 milliampères. Nous aurons :

$$E \frac{2}{1000} = 110 \times 2, \text{ d'où : } E = 110.000 \text{ volts.}$$

Ce petit exemple montre en particulier que le voltage de haute tension n'est pas une constante, mais varie essentiellement avec les intensités mises en jeu.

Nous ferons encore remarquer que si l'on désigne par n et N le nombre de spires au primaire et au secondaire, on a très approximativement la relation :

$$eN = En, \text{ c'est-à-dire } E = \frac{N}{n} e.$$

$\frac{N}{n}$ est le coefficient de transformation.

Cette relation peut être utile à connaître.

Cas des courants alternatifs. — Nous avons supposé dans notre théorie que le transformateur était alimenté par un courant continu interrompu. Si l'alimentation s'effectuait par un courant alternatif les phénomènes qui prendraient naissance seraient les mêmes.

On sait que le courant alternatif est tel que ses différentes caractéristiques changent de valeur d'une façon continue et son sens dans le circuit s'inverse périodiquement. Graphiquement il peut être représenté par la courbe

de la figure 3 en portant en abcisse les temps et en ordonnée les for e élec o-motrices ou les intensités.

L'ensemble des 2 courbes de sens inverse OMM'B constitue une période.

On comprend facilement que si on lançait dans le
circuit inducteur une onde telle que O. M. A. les phénomènes qui prendraient naissance dans le circuit induit

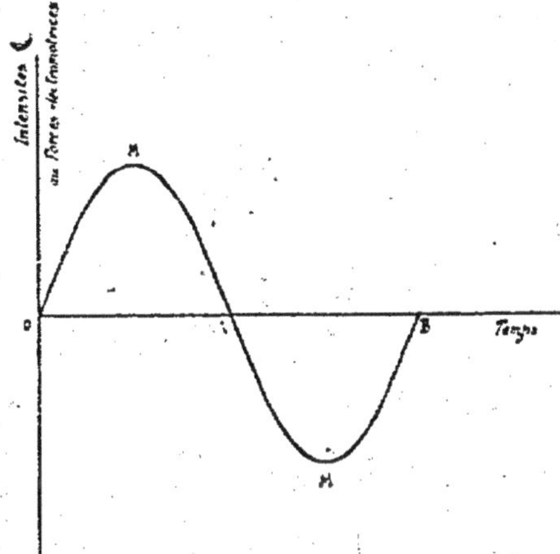

Fig. 3. — Période du courant alternatif.

seraient analogues à ceux que nous avons décrits. Mais la
période de décroissance du courant devenant égale à la
période de croissance, on aurait une onde directe et une
onde inverse de même valeur. Le circuit induit serait
parcouru pendant une demi-période successivement par
2 courants de sens inverse et ayant les mêmes caractéristiques (voltage, intensité). En raison même de la lenteur
de la croissance et de la décroissance du courant, ces
forces électro-motrices mises en jeu seraient de faible
valeur et en outre l'existence d'une onde inverse et d'une
onde directe égales seraient très gênantes dans l'utilisation comme nous le verrons ultérieurement, l'une des
ondes devant être supprimée. Au lieu de lancer dans le
circuit inducteur le courant alternatif durant toute sa

variation, on peut au contraire ne le faire que lorsque les caractéristiques du courant ont atteint une certaine valeur, par exemple à partir du point A de la courbe.

C'est le rôle de l'interrupteur.

On a dès lors une période de croissance infiniment plus courte et dès que la valeur maxima est à peine dépassée on peut interrompre brusquement le courant dans

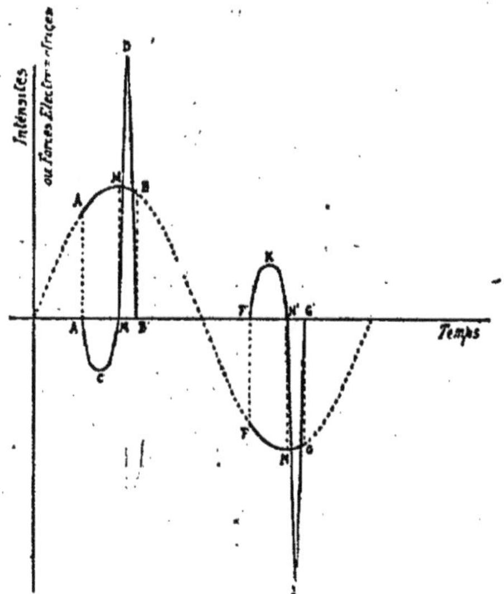

Fig. 4. — Ondes induites produites par le courant alternatif alimentant un transformateur.

le circuit inducteur. La période de décroissance est alors représentée par M B et peut être beaucoup plus courte que la période de croissance. On retombe dans le cas du courant continu et on obtient 2 ondes, l'une représentée par A'C'M' (onde inverse), l'autre représentée par M'DB' (onde directe).

Si l'on étudie les phénomènes pour la 1/2 période suivante du courant alternatif. Ces phénomènes se passeraient en sens inverse comme le montre la figure 4. On aurait encore dans le même circuit 4 ondes par périodes, deux de faibles forces électro-motrices, deux de grandes forces électro-motrices, mais ces ondes seraient encore de sens inverse. C'est pourquoi dans les appareils fonctionnant sur courant alternatif, on peut soit supprimer l'une des demi-périodes du courant alternatif, on utilise alors seulement les ondes directes comme dans le cas du courant continu, ou bien les circuits inducteurs comprenant deux selfs, on peut lancer successivement chaque demi-période dans l'une et l'autre self, toutes les ondes directes produites par le circuit induit sont alors de même sens. Dans le cas des transformateurs alimentés par le courant alternatif, les interrupteurs jouent un rôle capital. Nous voyons donc qu'il est possible d'utiliser pour le fonctionnement des transformateurs, soit le courant continu, soit le courant alternatif.

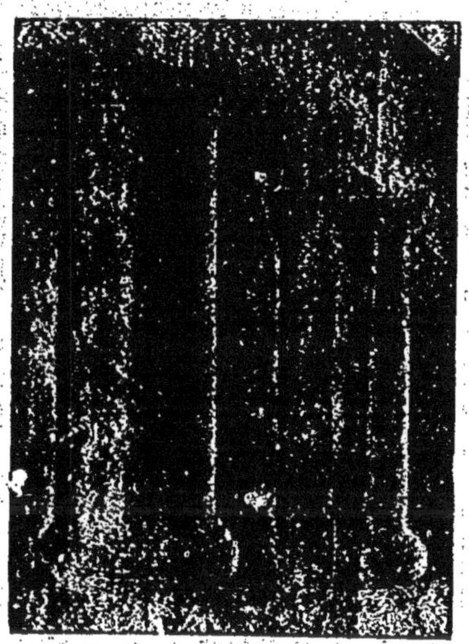

Fig. 5. — Transformateur Rochefort Gaiffe.

Modèle de transformateur. — Le transformateur Rochefort-Gaiffe se trouve constitué par une bobine à type vertical dont les dimensions varient suivant la puissance. Il en existe deux modèles. Sur le socle supérieur se trouvent les 3 bornes du primaire portant respectivement les signes + et — pour la borne médiane, le signe + pour la borne de droite et le signe — pour la borne de gauche.

On peut donc employer le primaire dans sa totalité, (grande self) (bornes extrêmes), ou bien on peut utiliser une des deux sections en employant la borne centrale et la borne de droite ou de gauche. Dans le cas de courant alternatif, on peut envoyer les ondes d'un certain sens dans l'une des self et les autres dans l'autre self, on utilise alors les deux 1/2 périodes du courant alternatif.

Sur la surface convexe se trouvent les 2 bornes du secondaire portant respectivement les signes + et — pour la borne inférieure et supérieure. Cette polarité correspond à l'onde directe, la seule utilisée. La polarité de ces bornes est inverse pour l'onde inverse.

On peut facilement reconnaître la polarité des bornes d'une bobine; il suffit de placer une pointe à l'une des bornes et un plateau à l'autre; faisant éclater l'étincelle entre les deux, si elle aborde le plateau par son centre, celui-ci est négatif, si elle l'aborde par sa périphérie, celui-ci est positif.

L'interrupteur. — Le second organe fondamental d'une installation radiologique est constitué par l'interrupteur. Celui-ci est destiné à produire les fermetures et ouvertures de courant qui donneront naissance aux courants induits qui circulent dans le secondaire.

Les premiers interrupteurs étaient constitués par une palette de fer doux attirée par le noyau magnétique de la bobine lors de son aimantation qui produisait alors l'interruption voulue, une lame élastique ou un ressort ramenait la palette à sa position primitive et rétablissait le courant, il se produisait une nouvelle attraction de la palette par aimantation du noyau central et ainsi de suite.

Nous n'insisterons pas davantage sur ces interrupteurs complètement abandonnés en Radiologie. Tous ces interrupteurs utilisant la rupture entre solides présentaient tous comme gros inconvénient la production d'un arc dès qu'on utilisait des intensités un peu élevées et par suite des ruptures peu franches il se produisait une détérioration rapide des pièces métalliques. En outre, pour certains, le nombre d'interruptions par seconde était totalement insuffisant et dans une certaine mesure l'intersité des courants induits étant fonction du nombre de ruptures, ces intensités étaient également insuffisantes.

Pour obvier à ces inconvénients, on utilisa le mercure pour avoir un nombre de ruptures suffisamment considérables.

L'interrupteur turbine se compose en principe d'un cône ou d'un cylindre massif C dans lequel se trouvent percés 2 canaux obliques C_1 et C_2 venant aboutir à deux orifices de sortie A_1 et A_2 constitués par des bornes en matière incombustible.

Ce cône est relié à l'axe d'un moteur M et se trouve entraîné par lui dans son mouvement de rotation avec la même vitesse. L'extrémité inférieure du cône plonge dans du mercure, contenu

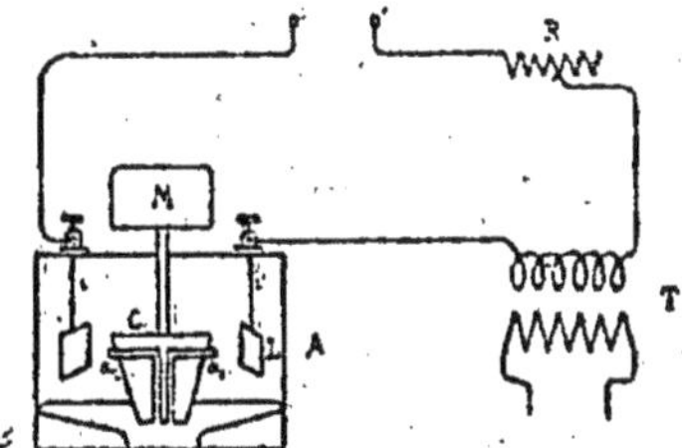

Fig. 6. — Schéma de l'interrupteur turbine à mercure.

T, transformateur; R, rhéostat; M, moteur; A, cuve de l'interrupteur; a_1 a_2, buses pour le jet de mercure.

dans une cuve hermétiquement close A. Lorsque le cône tourne, sous l'influence de la force centrifuge, le mercure monte dans les conduits et sort sous forme de jet par les buses A_1 et A_2. Ce jet de mercure vient toucher les lames métalliques LL' et court-circuite ces lames, qui sont respectivement reliées, comme le montre notre figure, l'une à la source, l'autre à une extrémité du transformateur. Pour chaque tour du moteur, il se produit donc deux fermetures et deux ruptures du courant primaire ; on aura donc par tour autant de ruptures qu'il y aura de lames et par suite le nombre de ruptures dépendra à la fois du nombre de lames et du nombre de tours du moteur par seconde. On pourra donc facilement faire varier le nombre de ruptures en faisant varier la vitesse du moteur et augmenter par suite l'intensité du courant secondaire. De façon à rendre la rupture brusque en évitant toute formation d'arc, il est nécessaire que la cuve soit remplie d'un diélectrique approprié, soit le gaz d'éclairage, soit la vapeur d'éther. On a ainsi l'avantage d'éviter l'oxydation du mercure et par suite son nettoyage fréquent.

Quand il s'agit de courants alternatifs, les interrupteurs doivent présenter des dispositions un peu spéciales.

Le moteur qui assure la rotation de la turbine doit être un moteur synchrone ou fonctionner comme tel ; il doit assurer à la turbine une position bien déterminée par rapport aux lames métalliques quand l'interrupteur est parcouru par l'une ou l'autre phase. Nous étudierons ces interrupteurs sur l'un des types, ce qui nous permettra de faire comprendre plus facilement leur fonctionnement.

Modèles d'interrupteur. — INTERRUPTEUR BLONDEL-GAIFFE. — Il se compose, comme le montre la figure, d'une cuve en fonte, munie de deux robinets permettant de remplir l'appareil de gaz. Tout le système turbine moteur se trouve attaché au couvercle fermant la cuve.

Le moteur est constitué par une couronne de bobines enroulées autour d'un noyau constituant un système fixe (inducteur). A l'intérieur de cet inducteur peut se mouvoir une pièce de fer doux, fixée à l'axe de rotation et munie de palettes. Cet axe se prolonge au dessous du couvercle et supporte à son extrémité inférieure la turbine qui porte 4 buses.

A la face inférieure du couvercle se trouvent fixées 4 lames métalliques diamétralement opposées ; deux de ces lames sont doubles.

Elles sont en relation avec l'extérieur par 4 bornes numérotées 1-2-3-4.

Le fonctionnement de cet interrupteur est particulièrement simple. La figure 11 explique nettement le schéma du montage sur les circuits généraux. Le jet de mercure, en circuitant les lames métalliques 1-2, lance le courant dans l'inducteur et, en court-circuitant les paires de lames 2-4 quand l'interrupteur G est fermé (fig. 11), lance le courant dans le transformateur. Il y a lieu de remarquer que le courant passe par la masse métallique de mercure.

Lorsque l'inducteur est traversé par le courant, les pièces polaires s'aimantent et exercent une attraction sur les palettes de fer doux, qu'elles tendent à placer vis-à-vis d'elles, le courant est interrompu à ce moment et, en vertu de la vitesse acquise, la pièce de fer doux continue à tourner, le jet de mercure rétablit de nouveau le courant quand il touche les palettes 1-2 et il se produit une nouvelle attraction, qui donne à la pièce de fer doux une nouvelle impulsion. On a donc réalisé ainsi un mo-

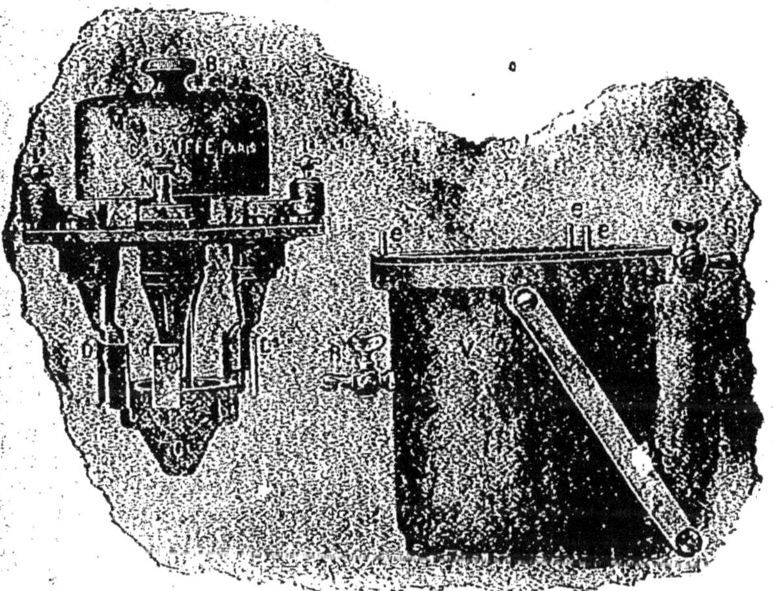

Fig. 7. — Interrupteur alternatif Gaiffe-Blondel.

teur sans balais, et le fait d'avoir une turbine branchée directement sur l'axe supprime toute courroie ou engrenage. Si l'on met hors circuit la lame 4 et en circuit la lame double 3, isolée chaque fois que le jet de mercure rencontre les lames métalliques doubles il peut produire par tour 8 ruptures et 8 fermetures. D'où deux régimes: intensif ou normal.

Régime normal quand la borne 3 est hors du circuit. Régime intensif quand c'est la borne 4. On peut d'ailleurs voir les schémas de montage indiqués plus loin.

INTERRUPTEUR DRAULT. — Cet interrupteur est du genre à jet tournant. Il se compose d'un tourniquet en fer possédant autant de branches qu'il y a de touches de contact dans l'interrupteur (2 ou 4). Le tourniquet se trouve situé à l'extrémité supérieure de l'arbre, à son extrémité inférieure se trouve la turbine centrifuge constituée d'un cylindre d'acier percé d'un trou en forme de Z. Pendant la rotation, le mercure chassé par la force centrifuge est projeté sur les touches de contact qui sont fixées sous le couvercle isolant et reliées extérieurement par une tige de contact au fil de ligne.

La turbine plonge dans un récipient de fonte contenant le mercure dont le mouvement giratoire est évité par des ailettes.

Le fonctionnement de l'interrupteur est très simple. Il est calé devant le noyau magnétique de la bobine, le tourniquet placé en regard d'une extrémité du noyau.

Le circuit étant fermé, on donne une impulsion dans le sens des aiguilles d'une montre, en raison des interruptions du courant primaire, il y a aimantation et désaimentation successives du noyau, par suite attraction du tourniquet dont le mouvement est entretenu.

Il existe également des interrupteurs dont le tourniquet est remplacé par un moteur. L'entretien de ces interrupteurs, soit le modèle Gaiffe, soit celui de Drault, est des plus simples. Il se résume dans la propreté absolue du mercure et le débouchage des buses. Le nettoyage du mercure s'effectue en le filtrant à travers un linge. Pour les buses, il suffit de les dévisser et de passer dans leur lumière un fil fin. En ce qui concerne les conduits de la turbine, on les nettoye avec un écouvillon de pipe.

Les interrupteurs que nous venons de décrire sont utilisés pour des secteurs à courant continu. Quand la forme de courant est alternative, l'interrupteur subit quelques modifications importantes. Nous nous contenterons de décrire l'un des interrupteurs les plus employés, l'interrupteur Blondel-Gaiffe.

INTERRUPTEUR BLONDEL-GAIFFE POUR COURANT ALTERNATIF.

— Cet interrupteur est identique à celui qui est utilisé

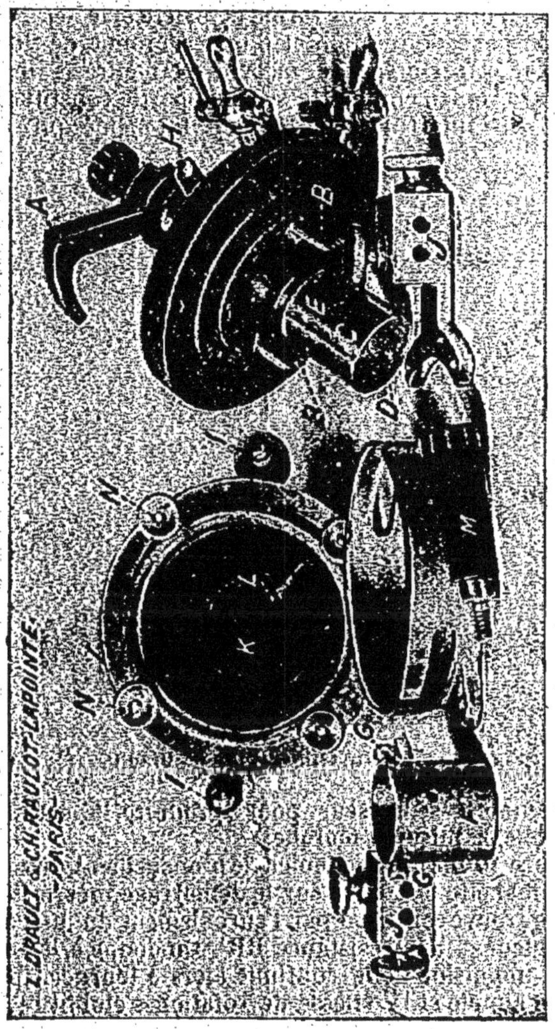

Fig. 8. — Interrupteur-turbine de Drault démonté.

pour le courant continu, avec cette seule différence que

le moteur à attraction est remplacé par un moteur syn-chrone type Blondel.

Il se compose d'un rotor formé de palettes de fer doux isolées de l'axe de rotation et d'une couronne de tôles feuilletées, et perforées de façon à permettre le logement des enroulements, cette seconde partie constitue le stator. C'est l'interrupteur à mercure lui même qui sert

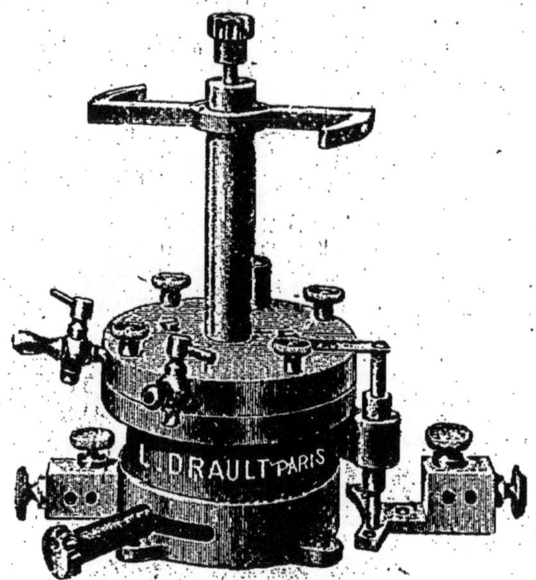

Fig. 9. — Interrupteur-turbine de Drault.

de commutateur redresseur pour produire le courant nécessaire à la mise en marche.

La figure 10 indique nettement le branchement du moteur. La manette est mise sur le démarrage, dès lors le circuit se trouve constitué par l'enroulement du moteur, l'interrupteur et une résistance RR'. On donne à la turbine une impulsion ; elle continue alors à tourner, par attraction simple et la vitesse de rotation s'établit bientôt de façon à ce que le synchonisme soit atteint ; on est averti de ce fait par la régularité du bruit des interruptions ; à ce moment on met la manette sur l'accrochage, de façon à brancher directement le moteur sur le secteur ; celui-ci continue à tourner régulièrement.

NOTES PRATIQUES. — Les interrupteurs doivent toujours

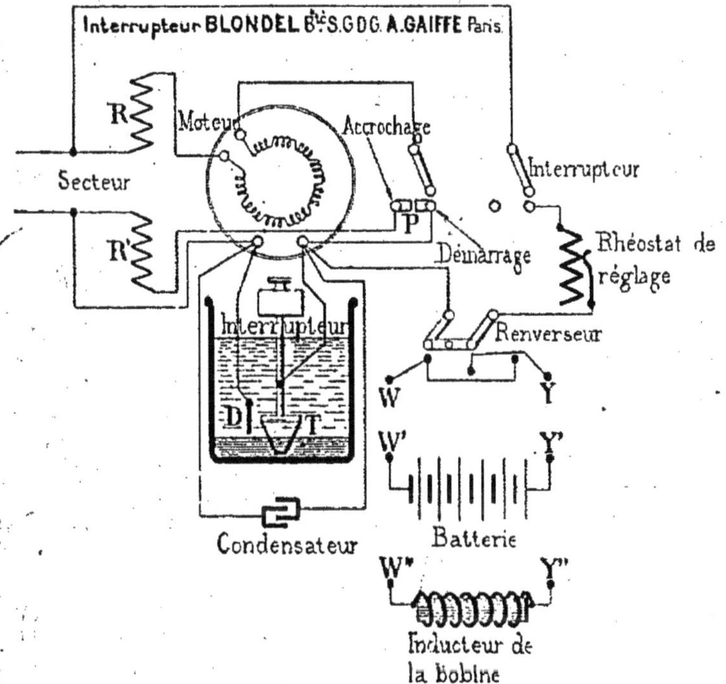

Fig. 10. — Schéma de l'interrupteur Blondel-Gaiffe fonctionnant sur courant alternatif.

être tenus dans un parfait état de propreté, car ils sont la cause de presque toutes les pannes.

La quantité de mercure employée doit être de 3 k. 500 pour l'interrupteur Gaiffe. Le couvercle doit être vissé avec le plus grand soin, après la mise en place du joint, pour assurer l'étanchéité de l'interrupteur.

Chaque fois que l'interrupteur a été laissé plusieurs heures au repos, il est bon d'assurer son remplissage de gaz, si l'on emploie ce diélectrique. Le gaz arrivant par l'un des robinets, l'autre est maintenu ouvert, et cela pendant 30 secondes environ, on peut d'ailleurs pour s'assurer que l'appareil est plein de gaz, allumer celui-ci à l'orifice de sortie ; si la flamme est éclairante dans toute son étendue, on peut fermer le robinet de sortie.

Il est nécessaire de veiller à la propreté parfaite du mercure. Dès que celui-ci sera recouvert d'une boue grisâtre, on prendra un linge bien propre à tissu serré. On versera le mercure dans ce linge, dont on assemblera les bords et on le tordra en commençant par le haut, la pression ainsi exercée sur le mercure lui fera traverser l'étoffe qui retiendra les impuretés.

On veillera également à ce que les buses soient toujours libres, pour cela, on les dévissera à la main et on introduira dans leur orifice un fil de métal fin. De même le nettoyage des canalisations de la turbine s'effectuera avec une brosse *ad hoc* que l'on introduira par le côté où se vissent les buses et on lui imprimera un mouvement de va-et-vient.

Quand on ne possède pas de gaz, comme diélectrique, on peut employer l'éther.

Pour cela, on introduit un ou 2 cent. cubes d'éther dans l'interrupteur, les deux robinets étant ouverts, on lance à la main la turbine, sans mettre le courant, de façon à hâter la vaporisation de l'éther. On lance le courant et on laisse marcher l'interrupteur 10 secondes environ, puis on ferme les robinets. L'interrupteur peut fonctionner ainsi pendant 2 heures, avant de faire une nouvelle charge.

Le condensateur. — Le troisième organe fondamental de toute installation radiographique se trouve constitué par le condensateur.

Celui-ci est généralement formé par des lames d'étain séparées par des lames de mica ou de verre. Les lames paires sont réunies entre elles pour constituer l'une des armatures, les lames impaires également reliées constituent la seconde armature.

Les deux armatures se trouvent reliées aux 2 bornes de l'interrupteur correspondant aux lames métalliques sur lesquelles se produisent les ruptures et fermetures effectuées par le jet de mercure. Au moment de la rupture, s'il n'y a pas de condensateur, il se produit une étincelle qui allonge la durée de cette rupture et diminue par suite la force électro-motrice de l'onde secondaire, au contraire la présence du condensateur a pour but de diminuer considérablement la valeur de l'étincelle de rupture et celui-ci se charge. Il se décharge ensuite immédiatement à travers le fil primaire et désaimanté le noyau de fer doux.

Montage de l'installation. — Le montage présente de légères différences suivant que l'on a affaire à du courant continu ou du courant alternatif.

Cas du courant continu. — C'est à l'heure actuelle, le cas le plus usuel. Aux trois organes que nous venons d'indiquer il faut ajouter deux rhéostats, un pour le moteur de l'interrupteur, un second pour le circuit primaire ; la figure 11 indique ce schéma de montage. Les différents organes transformateur, interrupteur, rhéostat sont reliés en tension avec la source, le condensateur se trouve branché aux bornes de l'interrupteur où se produit l'étincelle de rupture et le rhéostat de l'interrupteur ainsi que le moteur se trouvent reliés en dérivation aux bornes de la source. Pour rendre le montage plus facile, les différents organes, rhéostats, interrupteurs et ampèremètres sont installés sur un tableau spécial, qui permet d'effectuer les connexions avec la plus grande facilité, les différentes bornes portant les numéros d'ordres. La figure 11 montre le tableau de montage et le schéma dans le cas de l'installation Rochefort-Gaiffe sur courant continu.

L'utilisation de l'instrumentation est alors des plus simples. L'interrupteur étant rempli de gaz, on s'assure que la manette du rhéostat du moteur est au maximum de résistance ; on ferme l'interrupteur A, la lampe témoin s'allume, on lance alors le moteur en lui imprimant un vif mouvement de rotation à l'aide du bouton moleté qui le surmonte et cela dans le sens des aiguilles d'une montre, le moteur continue à tourner, on règle sa vitesse à l'aide du rhéostat K.

Pour faire fonctionner le transformateur, il suffit de fermer l'interrupteur G. On règle l'intensité du courant dans le transformateur à l'aide du rhéostat H.

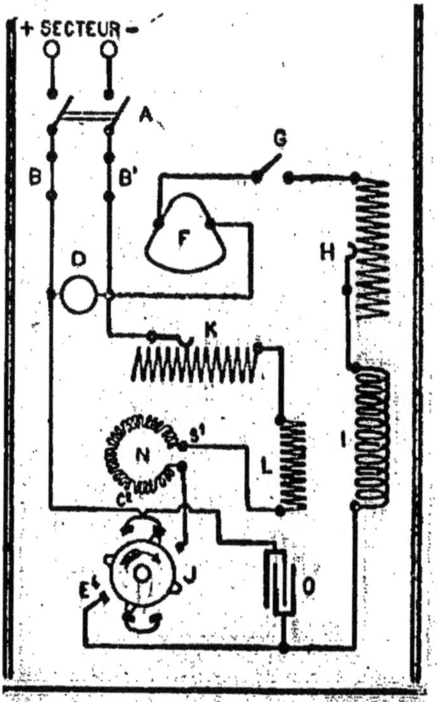

Quelle que soit l'installation, les précautions à prendre et la mise en marche se font exactement de la même manière.

Cas du courant alternatif. — Dans ce cas, il n'existe plus de rhéostat pour le moteur de l'interrupteur, il se trouve remplacé par deux selfs : l'une dans le circuit de démarrage, l'autre dans le circuit d'accrochage. Il n'y a plus qu'un seul rhéostat dans le circuit général réglant l'intensité du courant dans le transformateur.

Les différents organes se trouvent reliés sur

Fig. 11. — Utilisation de l'interrupteur à gaz grand modèle sur secteur à courant continu.

A, Interrupteur bi-polaire général ; BB' Plombs fusibles ; D, Lampe témoin ; F, Ampèremètre ; G, Interrupteur du transformateur ; H, Rhéostat réglant l'intensité du courant dans le transformateur ; I, Transformateur sur RG, n° 1 ; J, Interrupteur à gaz, grand modèle ; K, Rhéostat réglant la vitesse de l'interrupteur ; L, Résistance fixe ; N, Moteur de l'interrupteur ; O, Condensateur.

un même tableau permettant d'effectuer les connections avec la plus grande facilité. La figure 12 montre le schéma de montage.

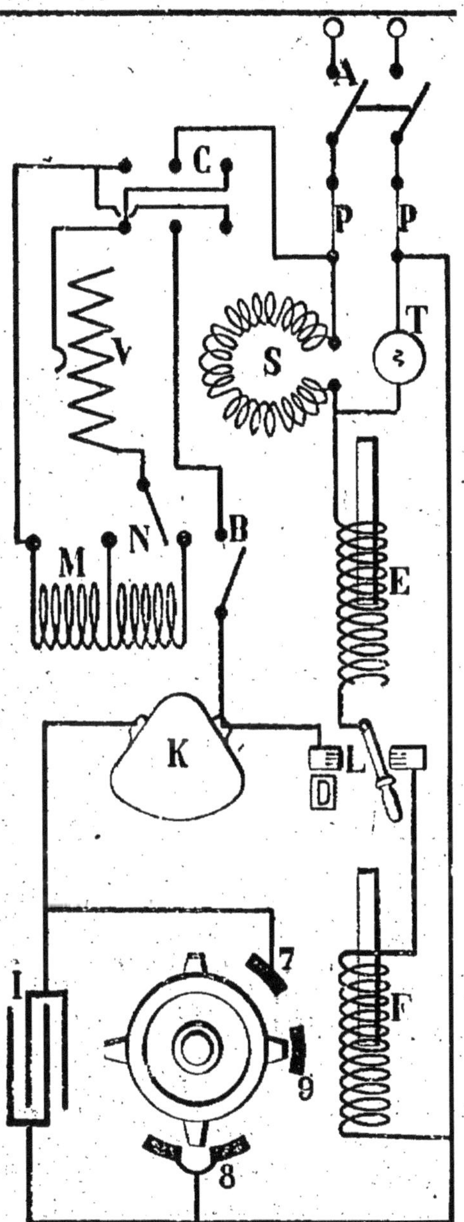

Fig. 12. — Interrupteur à gaz grand modèle avec tableau intensif sur courant alternatif

A, Interrupteur bipolaire général ; B, Interrupteur du transformateur ; C, Renverseur ; D, Self dans le circuit démarrage ; F, Self dans le circuit accrochage ; M, Transformateur Rochefort-Gaiffe n° 3 ; N, Commutateur de self du primaire ; L, Levier de démarrage ; I, Condensateur ; K, Ampèremètre ; P, Plombs fusibles ; S, Stator du moteur ; T, Lampe témoin ; V, Rhéostat réglant l'intensité du courant dans le transformateur ; b, Côté d'accrochage ; d, Côté du démarrage ; n, Manette du stator.

La mise en marche présente ici quelques particularités. Ayant rempli de gaz l'interrupteur-turbine, on ferme l'interrupteur de la source A. La manette L du stator est placée du côté D, c'est-à-dire au démarrage, on lance vivement à la main le moteur, à l'aide du bouton moleté, dans le sens des aiguilles d'une montre. Le moteur continue à tourner et sa vitesse croit jusqu'au moment où il atteint le synchronisme; les fluctuations, qui se traduisent dans l'intensité d'éclairage de la lampe témoin, cessent dès que le synchronisme est atteint. A ce moment, on place le levier L en position horizontale, de façon à ce qu'il soit en contact avec les deux côtés (démarrage et accrochage), si la fixité de la lampe témoin persiste on pousse à fond le levier du côté accrochage et le moteur synchrone continue à tourner.

Quand on procède à l'installation de l'appareillage sur un secteur à courant alternatif, il est toujours nécessaire d'effectuer une fois pour toutes le réglage des selfs.

On peut effectuer un réglage complémentaire afin d'obtenir une plus grande stabilité du tube et pour améliorer le rendement de l'interrupteur, en déplaçant légèrement le stator à l'aide de la manette qui le commande entre ses butées.

Le moteur tournant régulièrement, on place le commutateur C dans une position quelconque et le rhéostat V se trouvant au maximum de résistance, on ferme l'interrupteur du transformateur B, on regarde rapidement le sens de déviation de l'aiguille de l'ampèremètre si elle a le même sens que la direction du commutateur C on peut utiliser l'installation; si au contraire elle dévie en sens contraire, il faut immédiatement inverser l'interrupteur C. L'installation est dès lors en bon état de marche.

Utilisation sur secteur alternatif des installations fonctionnant sur courant continu. — Si l'on possède une installation fonctionnant sur courant continu, il est possible avec l'interrupteur turbine de Gaiffe de la brancher directement sur un secteur alternatif en utilisant une soupape électrolytique.

La soupape électrolytique est simplement constituée par un récipient ayant de préférence une grande capa-

cité et dans lequel on verse une solution saturée de bicar-
bonate de soude ou de phosphate acide de sodium. Dans
le récipient plongent deux lames métalliques : l'une en
aluminium, l'autre en fer. La soupape électrolytique
ainsi constituée est placée dans le circuit primaire. La
lame de fer est reliée à une des bornes de la source alternative, la lame d'aluminuim au pôle + du transformateur et le reste du circuit est constitué comme à l'ordinaire.

On sait que le courant ne traverse la soupape que si
le fer est +. Dans ces conditions les pôles de la source
étant alternativement positifs et négatifs, la soupape ne
laissera passer qu'une seule onde, toujours de même sens,
du courant alternatif et l'appareillage fonctionnera dans
les mêmes conditions que pour le courant continu. Il est
nécessaire que la soupape ait une grande capacité car
il faut éviter son échauffement. En effet dès que la
température dépasse une cinquantaine de degrés, la soupape ne joue plus aucun rôle, elle se laisse traverser par
les deux ondes alternatives et l'appareillage cesse de fonctionner. Il y a cependant intérêt à ne pas utiliser la soupape électrolytique à la sortie de la source de courant,
car en raison de la résistance qu'elle introduit dans le circuit, elle produit un abaissement de tension qui diminue
le rendement de l'appareillage. Au contraire, il est préférable de placer cette soupape dans le circuit du moteur,
seulement, elle sert alors simplement à l'accrochage de
celui-ci.

Dans ces conditions, la soupape n'est traversée que
par une fraction du courant; elle peut donc être de dimensions beaucoup moindres. Nous conseillons d'utiliser un bac en verre, de forme plate, ayant environ 500
centimètres cubes de capacité. Deux lames, l'une d'aluminium, l'autre de fer y plongent; elles ont environ dix
centimètres carrés, en principe un ampère par décimètre
carré. Elles doivent être placées parallèlement l'une à
l'autre, à une distance de 1 centimètre environ. Avec
l'appareillage Gaiffe, on relie la soupape électrolytique à
la borne 1 du tableau et à son homologue de l'interrupteur, le fer étant relié à l'interrupteur.

La soupape n'influe plus sur le circuit primaire de la

bobine, dans ces conditions le rendement est parfait.

Si l'on veut utiliser les deux ondes du courant alternatif, on place quatre soupapes, montées en pont de de Wheastone à la sortie de la source de courant.

Quand on lance l'interrupteur, il y a lieu de veiller à son accrochage. On s'en rend d'ailleurs parfaitement compte par les fluctuations que l'on entend, à ce moment il se produit des battements très forts qui cessent ensuite quand l'accrochage est effectué.

Il y a lieu de noter que les électrodes de fer et d'aluminium doivent toujours être maintenues parfaitement propres, c'est une condition essentielle de bon fonctionnement de la soupape.

CIRCUIT SECONDAIRE. — Le circuit secondaire se trouve constitué par le tube producteur de rayons X, la soupape, le spintermètre et le milliampèremètre. Nous allons étudier en détail chacun de ces organes.

Tube Radiogène. — Nous n'entrerons pas dans l'historique de la découverte des tubes producteurs de rayons X ; cette description sortirait du cadre de cet ouvrage essentiellement pratique. Nous nous contenterons d'étudier leur constitution et leur fonctionnement. L'ampoule à rayons X se compose, comme le montre la figure 13, d'un ballon de verre, auquel sont soudés, en deux ponts diamétralement opposés, deux manchons en verre de même nature et portant l'un une électrode plate inclinée à 45° sur l'axe commun des deux manchons ; cette électrode en platine ou tungstène est portée dans certaines ampoules par une mince tige, dans d'autres, par un tube de métal ou de verre ; elle constitue ce que l'on appelle l'anticathode. Elle est toujours en métal peu fusible en raison des températures élevées qu'elle subira. Le deuxième manchon est traversé suivant son axe par une tige d'aluminium s'épanouissant à l'extrémité interne du manchon en une cupule sphérique concave dont le centre se trouve sur le milieu de la surface plane de l'anticathode.

Cette seconde électrode constitue la cathode.

La plupart des ampoules portent en outre une troisième électrode en forme de crayon, reliée à l'anticathode, et ne faisant pour ainsi dire qu'un avec celle-ci, c'est ce que l'on appelle l'anode. Cette anode se trouve le plus souvent au-dessus de l'anticathode (tube Pilon O. M.), dans d'autres modèles, elle est sur le même axe que la cathode, l'anticathode se trouvant alors au-dessus.

Enfin l'ampoule à rayons X supporte en outre un

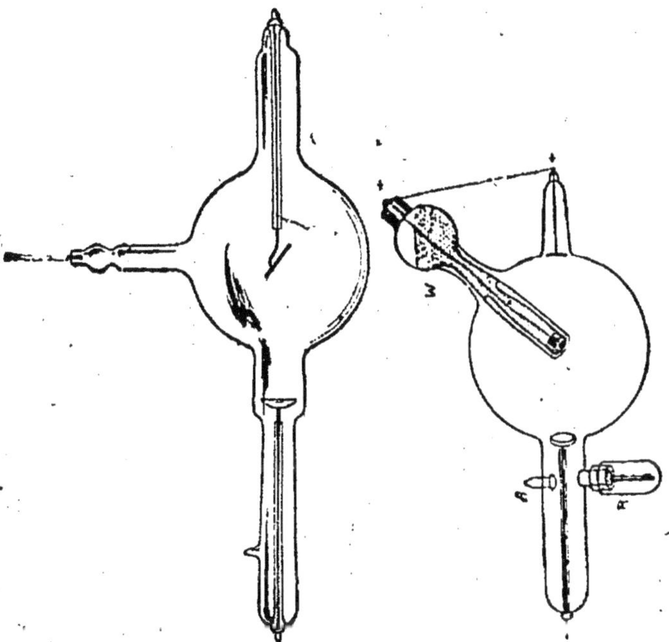

Fig. 13. — Tube Chabaud-Villard. — Tube bi-anodique.

autre organe fondamental, dont nous parlerons ultérieurement, qui constitue le régulateur.

On a fait le vide dans l'ampoule jusqu'au millième de millimètre.

Fonctionnement. — Si l'on relie les deux électrodes d'une ampoule à rayons X aux deux bornes d'une source de haute tension de sens constant, l'anticathode étant reliée au pôle positif, et la cathode au pôle négatif, là cathode donne naissance à des rayons cathodiques partant normalement de sa surface, par suite celle-ci étant concave,il se forme un faisceau conique ayant son sommet un peu en avant du centre du miroir anticathodique.

Ce faisceau cathodique se trouve constitué par des électrons négatifs qui se déplacent avec une vitesse voisine de 100 à 250.000 kilomètres par seconde,suivant la différence de potentiel. Ces électrons rencontrent sur leur trajet des molécules non dissociées ; par leur choc, elle les dissocient en électrons négatifs et en électrons positifs, ces derniers se dirigent vers la cathode et constituent l'afflux cathodique. Dès que les électrons rencontrent la surface anticathodique,toute leur énergie cinétique se transforme en chaleur et en énergie radiante (rayons X). Réfléchis par le miroir anticathodique, les électrons viennent rencontrer la surface du verre, à laquelle ils communiquent la fluorescence verdâtre envahissant tout l'hémisphère limité en avant du plan passant par la surface anticathodique.

L'ampoule à rayons X est donc un transformateur d'énergie ; elle transforme de l'énergie électrique en chaleur et énergie radiante (Rayons X).

Tubes durs. Tubes mous. — Au fur et à mesure de son fonctionnement, les molécules gazeuses qui sont contenues dans l'ampoule sont absorbées par les pièces métalliques et par les parois, le courant de haute tension la traverse de plus en plus difficilement ; on dit que le tube devient dur. Si l'on examine à l'écran fluorescent par exemple la main d'un sujet,on constate qu'il existe très peu de contraste entre les parties molles et les os. En outre le tube émet alors un bruit particulier de friture.

Il peut au contraire arriver que l'ampoule contienne une trop grande quantité de gaz. On aperçoit une légère ligne bleue s'étendant entre la cathode et l'anticathode ; au voisinage de cette dernière on aperçoit un nuage bleuté, on dit que le tube est mou.

L'examen de la main à l'écran fluorescent montre que les rayons traversent peu les parties molles; on aperçoit une silhouette de teinte à peu près uniformément noire

dans laquelle il est difficile de distinguer les os plus
sombres des parties molles.

Le courant traverse l'ampoule sans produire aucun
bruit.

Régulateurs. — Lorsqu'un tube fonctionne, la ra-
réfaction de son atmosphère augmente progressivement,
le tube durcit; il arriverait un moment ou aucun courant
ne pourrait le traverser. L'étincelle se produirait extérieurement. L'ampoule deviendrait ainsi rapidement
inutilisable. Pour éviter ces inconvénients, on a imaginé
d'adapter aux tubes des appareils permettant d'y introduire de l'air en très petite quantité et même de régler
le volume d'air introduit ; c'est à ces appareils que l'on
trouve à l'heure actuelle sur toutes les ampoules que l'on
donne le nom de régulateurs à air.

Régulateurs à étincelle. — Ce régulateur est constitué par un petit tube latéral porté par l'ampoule à
rayons X contenant des lamelles de mica, de la mousse
de palladium ou une substance poreuse quelconque
(fig. 15). Ces substances sont en relation avec deux
tiges métalliques qui peuvent être amenées en contact
l'une avec la cathode, l'autre avec l'anode. Il est ainsi
possible de dériver dans le régulateur le courant traversant l'ampoule.

Sous l'influence du passage du courant, il y a échauffement et mise en liberté d'une petite quantité du gaz
contenu dans le corps poreux. Immédiatement le vide
de l'ampoule s'abaisse et le courant de haute tension
peut la traverser.

De grandes précautions sont à prendre au début.
Quand le régulateur n'a pas encore fonctionné, il suffit
d'une décharge extrêmement brève pour libérer une
quantité de gaz trop considérable, susceptible de mettre
l'ampoule hors d'usage.

Dans ces conditions, on doit toujours mettre le rhéostat général du circuit primaire à son maximum de résistance, tenir, à une certaine distance de l'électrode correspondante, l'une des tiges métalliques du régulateur.
On fait passer le courant pendant un temps extrême-

ment court. Une seule manœuvre suffit le plus souvent
pour obtenir le résultat désiré.

Pour faciliter l'emploi de ces régulateurs, MM. Delherm
et Laborde ont imaginé un système pneumatique de
commande (fig. 14). L'appareil se fixe, comme l'indique
la figure, entre la cathode et le régulateur. Il comprend

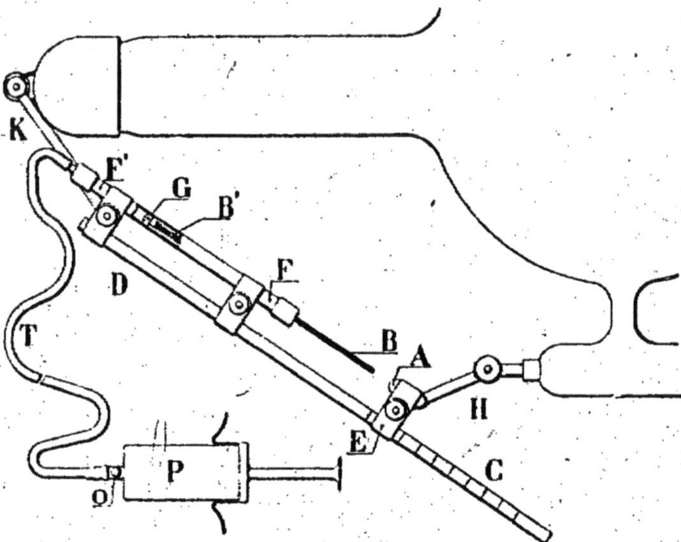

Fig. 14. — Régulateur à étincelles des D⁰ˢ Delherm et Laborde.

deux électrodes A et B montées sur une tige isolante CD.
L'électrode A est fixée sur un curseur E coulissant sur
la tige isolante, une vis de pression permet de l'immobiliser en un point quelconque. L'autre électrode BB' est
constitué par une tige solidaire d'un piston G glissant à
l'intérieur d'un tube cylindrique FF', un ressort tient la
pointe B éloignée de A. Le tube est relié à une pompe.
On comprime l'air, le piston est poussé et la tige B se
rapproche de A, l'étincelle éclate. Immédiatement sous
l'influence du ressort la tige reprend sa position primitive.

Ces régulateurs ont comme seul inconvénient leur durée limitée ; quand la réserve de gaz qu'ils contiennent est épuisée, tout se passe comme si l'ampoule ne possédait pas de régulateur et il est alors nécessaire de le faire changer.

Osmo-régulateurs. — Un réglage plus parfait est réalisé par l'osmo-régulateur de Villard. Il se compose d'un petit tube de platine très mince, fermé à l'une de ses extrémités et ouvert à l'autre (fig. 13). L'extrémité ouverte est mastiquée dans un tube de verre fixé à l'ampoule.

Lorsque l'ampoule durcit, on porte au rouge le tube de platine à l'aide de la flamme d'un bec Bunsen. Le platine devient alors poreux et se laisse traverser par l'hydrogène mis en liberté dans la flamme par décomposition de la vapeur d'eau. On peut ainsi faire pénétrer dans l'ampoule la quantité de gaz voulue, il suffit de chauffer plus ou moins longtemps le tube de platine. Le ramollissement de l'ampoule peut s'effectuer en marche.

D'une façon générale, les osmo-régulateurs de platine sont peu sensibles et il n'est guère possible de mettre les tubes hors d'usage par un chauffage intempestif. Par contre, certains constructeurs fabriquent des osmo-régulateurs en palladium très minces. Ces appareils sont d'une sensibilité extrême ; il suffit de les chauffer avec une allumette pour obtenir le ramollissement voulu. Dans ce cas il est nécessaire de prendre les plus grandes précautions.

Régulateurs à air. — Depuis quelques années, un dispositif de régulateur à air est mis en usage et tend à remplacer tous les autres procédés. La soupape à air, comme on l'appelle, est constituée par une sorte de tube capillaire recourbé en U, à branches inégales, communiquant du côté de la grande branche avec l'air libre et ayant de l'autre son extrémité fermée. La grande branche supporte un diverticule de très faibles dimensions contenant un corps poreux. Le tube en U contient du mercure qui vient former bouchon devant l'ouverture du tube contenant le corps poreux. Le tout est enfermé dans un diverticule latéral soudé à l'ampoule.

L'extrémité ouverte du tube en U se trouve reliée à

l'extérieur comme le montre la figure 15 et peut être mise en relation avec une petite pompe de compression par l'intermédiaire d'un tube en caoutchouc pouvant être aussi long qu'on le désire.

Le fonctionnement de l'appareil est des plus simples. On comprime de l'air dans le tube ; celui-ci refoule le mercure, découvre l'orifice du tube diverticulaire contenant le corps poreux.

L'air sous pression pénètre en très petite quantité dans l'ampoule. On cesse d'exercer la pression, le mercure remonte dans la grande branche et vient obturer à nouveau l'orifice.

Cette forme de régulateur est particulièrement commode; elle exige cependant comme précaution fondamentale de n'exercer que des pressions de durée extrêmement courte, afin de ne pas faire pénétrer une quantité d'air trop grande, susceptible de mettre l'ampoule hors d'usage.

Nous venons de voir qu'il est toujours possible de faire pénétrer de l'air dans une ampoule dont le degré de vide augmente. Il n'en est plus de même quand on veut faire l'opération inverse, c'est-à-dire

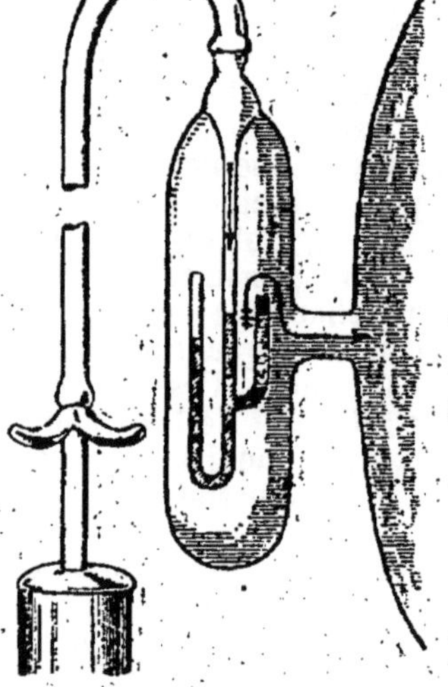

Fig. 15 — Dispositif Bauer (régulation par l'air)

retirer de l'air d'une ampoule trop molle. Il n'existe pour cela aucun procédé véritablement pratique.

Cependant si une ampoule présente encore nettement la fluorescence verdâtre mais se trouve trop molle, il est possible de la durcir en la faisant fonctionner à très petit régime pendant plusieurs heures. Peu à peu les gaz contenus en trop grande abondance sont absor-

bés et l'ampoule arrive à un fonctionnement normal.
Quand le tube à rayons X présente un aspect bleu dans
son ensemble, il est impossible d'obtenir un résultat par
fonctionnement à faible régime ; il faut le soumettre à
un repompage. Enfin quand on voit jaillir entre l'anticathode et la cathode un arc violacé, on peut être certain qu'il y a eu une entrée d'air par felure du verre
et au bout de quelques jours on voit alors éclater une
étincelle allant de l'anticathode au rebord de la cupule
cathodique.

Modèles divers d'ampoules. — Les ampoules les
plus en usage sont les tubes Chabaud et Pilon.

Certaines ampoules n'ont comme anticathode qu'un
simple miroir de platine ou tungstène, elles sont presque
immédiatement portées au rouge cerise et peuvent fonctionner indéfiniment dans cet état. On ne doit pas dé-
passer avec elle le régime de 1 milliampère, sinon le
platine est porté au rouge blanc et l'on arrive à désouder
le miroir de la tige qui le porte.

Afin d'éviter cet échauffement, on a construit des ampoules à anticathode formant une sorte de réservoir
dont le fond est constitué par le miroir anticathodique.
Ce réservoir est rempli d'eau qui emmagasine toute la
chaleur produite au niveau du miroir anticathodique.
Cette eau s'échauffe progressivement, arrive à l'ébulli-
tion ; à ce moment la chaleur mise en jeu sert uniquement à la vaporisation.

La température de l'anticathode ne dépasse jamais
ainsi 100 degrés et le tube peut fonctionner indéfiniment
même à des régimes assez élevés dès qu'il est formé. Il
suffit de renouveler l'eau au fur et à mesure de son évaporation.

On peut également refroidir les anticathodes en lan-
çant dans le tube creux qui les constituent un violent
courant d'air produit par une pompe de compression.
On a ainsi les tubes à refroidissement par air imaginés
par Barret.

L'onde inverse. — Un tube fonctionne normalement
quand l'hémisphère antérieur limité par un plan passant
par le miroir anticathodique est seul fluorescent. L'hémisphère postérieur ne doit présenter aucune fluores-

cence verte. L'ampoule à rayon X est alors traversée par un courant de sens constant, l'anticathode restant positive, tandis que la cathode est négative.

Si, fortuitement, la polarité des électrodes s'inverse, les phénomènes qui prennent naissance sont tout différents. On voit apparaître en arrière de l'anticathode des cercles de fluorescence verte, on dit que l'ampoule est traversée par l'onde inverse. Il se produit une évaporation du platine constituant l'anticathode et un dépot métallique brunâtre se dépose sur la face interne du verre de l'ampoule. On dit qu'elle est métallisée. Ce phénomène amène de graves perturbations dans la marche du tube. Ce dépôt métallique pulvérulent absorbe les gaz de l'ampoule ou les dégage sous le moindre chauffage.

Le courant traverse difficilement le tube, qui paraît être très dur, ou bien tout à coup le passage du courant s'effectue avec la plus grande facilité et le tube paraît mou. Il y a instabilité complète d'un instant à l'autre.

L'ampoule à rayons X est inutilisable. Il peut même arriver qu'une étincelle jaillisse sur le verre au moment du passage de l'onde inverse et la mette immédiatement hors d'usage. Il faut à tout prix éviter que semblable phénomène ne se produise.

Soupapes. — L'ampoule doit être parcourue par un courant de sens constant. Or nous avons remarqué que le secondaire du transformateur donne naissance à deux ondes de sens inverse. Seule l'onde aiguë doit être utilisée et l'onde inverse doit au contraire être éliminée. On a eu recours, pour obtenir cette élimination, à de multiples procédés.

L'un des premiers fut l'éclateur à étincelle placé en série dans le circuit secondaire. L'étincelle devait franchir un certain espace d'air entre pointe et plateau. Cette distance d'éclatement était réglée de telle façon que seule l'onde aiguë ayant une grande force électromotrice pouvait passer, l'onde inverse était au contraire arrêtée. Les inconvénients de ces dispositifs les ont fait rapidement abandonner. Il se produisait des oscillations de haute fréquence dans le circuit du tube, gênantes pour le bon fonctionnement. Ces éclateurs étaient

trop bruyants, on leur a donc préféré les soupapes à
vide. La première et d'ailleurs la meilleure qui parut fut
celle de Villard.

Soupape de Villard. — Elle se compose d'une ampoule de verre, de forme ovoïde, supportant à l'une de
ses extrémités un prolongement tubulaire étroit, renfer-
mant un petit disque très étroit qui, relié à une tige métallique, constitue l'une
des électrodes de la sou-
pape. L'autre extrémité
de l'ovoïde est fermée et
supporte une spirale d'a-
luminium qui constitue la
deuxième électrode. A
l'intérieur de la soupape,
on a fait le vide et on peut
régler l'état de celle-ci à
l'aide d'un régulateur
analogue à ceux qui se
trouvent sur les ampoules
à rayons X. Dans la sou-
pape Villard, on trouve
toujours l'osmo-régula-
teur.

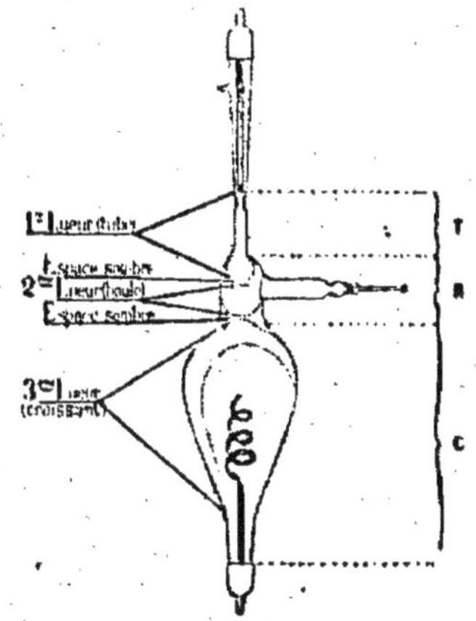

Fig. 16. — Soupape à vide Villard
Chabaud.

Le courant ne traverse
la soupape que lorsque la
spirale d'aluminium est reliée au pôle négatif, dans le cas
contraire, le courant ne peut la traverser. Il suffit donc,
comme nous allons le voir, de placer celle-ci dans le
sens correspondant à la polarité de l'onde aiguë produite
par le transformateur.

D'autres modèles de soupapes ont été construits d'a-
près le même principe. La soupape de Pilon, notamment,
est constituée par un globe de verre supportant en deux
points diamétralement opposés deux manchons renfer-
mant l'un une électrode d'aluminium à forme d'entonnoir, l'autre une électrode cupuliforme. Cette soupape
très robuste arrête également l'onde inverse d'une façon
parfaite.

Les soupapes peuvent, comme les tubes, durcir et mol-
lir; il est donc nécessaire de les régler comme eux. La

soupape de Villard doit avoir un aspect bien déterminé pour être réglée convenablement. On a donné des images en couleur rendant bien compte de l'aspect. Il faut apercevoir dans le tube trois lueurs. Dans la première partie tubuliforme de la soupape, une lueur rose intense et continue. Au niveau du premier renflement, une boule lumineuse. Enfin dans l'ovoïde un croissant lumineux rose.

Si l'on aperçoit dans la soupape des spirales verdâtres, ceci montre que la soupape durcit. Au contraire s'il n'y a pas de lueurs dans le corps principal, si la lueur de la portion rétrécie de la soupape est stratifiée, la soupape est molle.

La soupape de Pilon doit présenter, pour bien fonctionner, au niveau de sa cathode, des lueurs violacées en forme d'éventail, léchant la partie du globe située à son niveau.

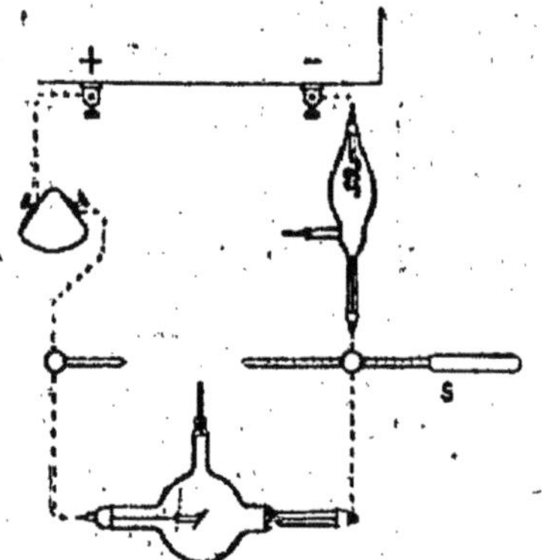

Fig. 17. — Schéma de montage d'un tube à rayons X, d'une soupape et du spintermètre sur un transformateur.

Montage du tube et de la soupape sur le transformateur. — Une des conditions essentielles de bon fonctionnement d'une ampoule à rayons X est un montage correct du tube et de la soupape sur le transformateur. La figure 17 indique ce schéma de montage.

La spirale de la soupape de Villard doit toujours être reliée au pôle négatif du transformateur. Dans le cas d'une soupape Pilon, c'est l'électrode en forme d'entonnoir qui est reliée au pôle négatif. D'une façon générale on doit toujours relier à ce pôle l'électrode qui n'est pas cupuliforme. L'électrode en forme de cupule est reliée à son homologue dans le tube et enfin l'anticathode du tube est reliée au pôle + du transformateur. Il est bien entendu que l'on peut mettre la soupape au pôle + ;

dans ce cas il suffit de la renverser sans changer le tube.

Deux autres organes sont particulièrement importants dans le circuit secondaire et ce sont le milliampèremètre et le spintermètre.

Milliampèremètre. — Le milliampèremètre est destiné à mesurer l'intensité du courant traversant le secondaire. Il se compose d'un aimant en fer à cheval entre les pôles duquel peut se déplacer un cadre constitué par un enroulement de fil et mobile autour d'un axe perpendiculaire au plan de l'aimant.

En somme, le principe de cet appareil est le même que celui des galvanomètres de Deprez et d'Arsonval que l'on trouve dans les laboratoires de physique.

Le cadre mobile, situé dans le champ magnétique de l'aimant, dévie sous l'influence du passage du courant en obéissant à la loi de Lenz. Il entraîne avec lui dans sa déviation une aiguille qui se meut sur un cadran divisé sur lequel sont indiquées les intensités en milliampères. Nous n'entrerons pas dans de plus amples détails qui dépasseraient le cadre de cet ouvrage.

Il nous suffira d'ajouter que l'appareil doit toujours se placer en série dans le circuit secondaire, comme l'indique la figure 17.

Spintermètre. — Cet appareil se trouve constitué par une tige métallique graduée portant à l'une de ses extrémités un manche isolant, à l'autre extrémité elle se trouve terminée par une pointe. Cette tige graduée peut se déplacer par rapport à une autre pointe fixe, de telle sorte que la distance entre les deux pointes peut varier de 0 jusqu'à 25 centimètres environ. L'appareil se place, comme l'indique la figure 17, en dérivation sur les bornes du transformateur.

Lorsque l'ampoule durcit, elle oppose une résistance de plus en plus grande au passage du courant; il arrive un moment où l'étincelle jaillit entre les pointes du spintermètre pour un certain écart de celles-ci, plutôt que de traverser l'ampoule, c'est ce que l'on appelle l'étincelle équivalente. Plus la longueur de cette étincelle équivalente est considérable, plus le tube est dur et inversement. Il faut noter que la longueur de l'étincelle varie également avec l'intensité du courant traversant le circuit secondaire. Il faudra donc toujours utiliser une même intensité pour mesurer l'étincelle équivalente à divers moments.

Instrumentation accessoire. — En dehors de l'instrumentation fondamentale que nous venons de décrire se trouvent toute une série d'appareils qui constituent des objets de première nécessité dans un laboratoire radiologique. Ce sont ces divers instruments (pieds, cadres radioscopiques, tables radiologiques, etc.) qu'il nous faut maintenant décrire séparément.

1° Pied porte-ampoule. — Il en existe seulement deux modèles courants, ceux de Gaiffe et de Drault. Chacun de ces constructeurs fabriquent deux modèles, l'un de petites, l'autre de grandes dimensions.

Ces appareils se trouvent constitués par un tube métallique, le plus souvent carré, maintenu verticalement par un socle en fonte très lourd, mobile sur galets. Une sorte de chariot pouvant se déplacer à roulement très doux le long de la tige verticale supporte un deuxième tube carré placé horizontalement et formant une sorte de bras portant la cupule protectrice et l'ampoule à rayons X. L'ensemble du chariot et du bras porte-ampoule sont équilibrés par un contre-poids se déplaçant à l'intérieur du tube vertical. A l'aide de commandes on peut déplacer le tube verticalement, en déplaçant l'ensemble du chariot et du bras équilibré par le contre-poids. Une deuxième commande permet de déplacer de droite à gauche le bras porte-ampoule horizontal.

Enfin le tube vertical étant mobile autour de son axe, il est possible de faire décrire une circonférence au tube dans un plan horizontal.

Des vis de fixation permettent d'immobiliser l'ampoule dans une position quelconque.

Le bras porte-ampoule supporte à l'une de ses extrémités la cupule protectrice. Cette cupule est d'ailleurs mobile autour de l'axe horizontal du bras porte-ampoule; il est alors possible de la placer dans une position quelconque (verticale, horizontale ou inclinée d'un angle voulu). La cupule protectrice, de forme hémisphérique

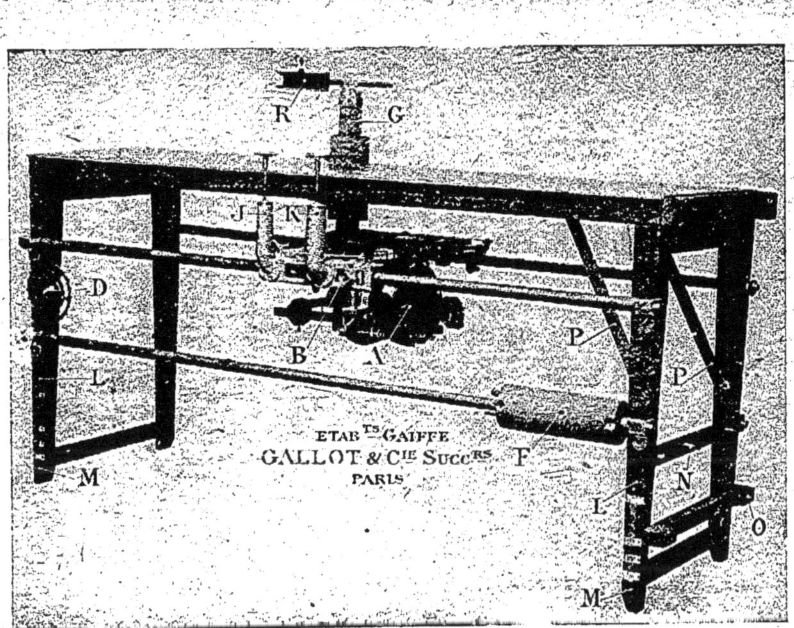

Fig. 18. — Table radio-chirurgicale.

et présentant un orifice circulaire à sa partie inférieure, est destinée à arrêter les rayons que l'ampoule envoie dans toutes les directions. Elle est donc constituée par une substance opaque aux rayons X. Dans le modèle Drault, cette cupule est en verre au plomb.

La partie métallique supportant la cupule est destinée à loger l'étrier porte-ampoule. A l'aide d'une ou deux vis, il est possible de déplacer légèrement l'ampoule dans sa cupule et par suite de la centrer, c'est-à-dire de donner au rayon normal (rayon issu du centre de l'anticathode et se dirigeant verticalement quand le miroir anticathodique fait un angle de 45° avec l'horizontale) une direction passant par le centre de l'ouverture inférieure de la cupule. Il est possible d'adapter à la partie inférieure de la cupule, ce que l'on appelle un radio-limitateur.

Le radio-limitateur est un organe nécessaire si l'on veut effectuer de bonnes radiographies. Il se compose d'un cylindre métallique ayant une longueur de 20 cent. et d'un diamètre de 10 cent. environ. Ce cylindre vient se fixer à la partie inférieure de la cupule. Il est d'ailleurs amovible. Il a pour but de limiter le faisceau de rayons X émis par l'ampoule. Il ne laisse tomber sur la plaque qu'un étroit faisceau conique ayant pour sommet le foyer anticathodique et comme base la circonférence inférieure du diaphragme. Il élimine tous les rayons secondaires issus de la paroi de l'ampoule. Il est facile de se rendre compte du phénomène par une construction graphique. L'élimination de ces rayons secondaires a une importance considérable car ce sont eux qui troublent la netteté de l'image sur la plaque radiographique. La plupart des constructeurs donnent aux radio-limitateurs une forme tronc-conique.

2° *Cadres radioscopiques.* — Pour les examens verticaux, on a imaginé des appareils portant le nom de cadres radioscopiques dans lesquels l'ampoule à rayons X et sa cupule sont portés par un chariot et peuvent se mouvoir selon deux directions rectangulaires : l'une verticale, l'autre horizontale, et dans un même plan de front. Un contre-poids équilibre le tout. Nous n'insisterons pas davantage sur ces appareils qui sont absolument identi-

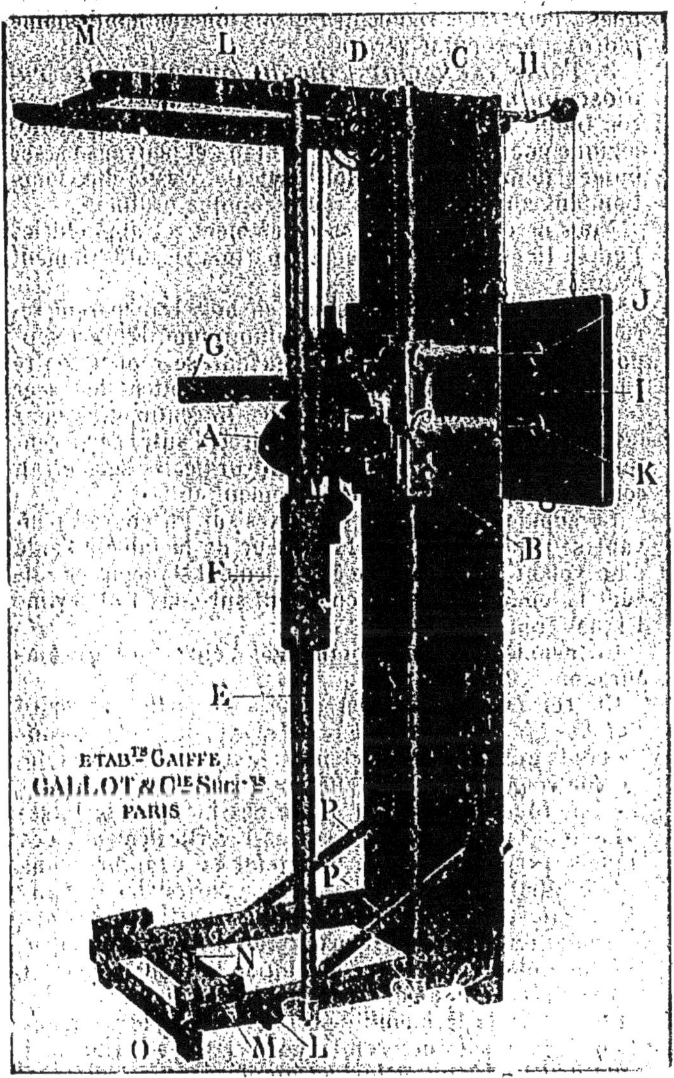

Fig. 19. — Table radio-chirurgicale montée en cadre radioscopique.

ques à notre table radiochirurgicale fonctionnant comme cadre radioscopique vertical.

3° *Table radio-chirurgicale formant cadre radioscopique.* — Nous avons fait construire par la maison Gaiffe un appareil servant à la fois de table radiologique pour les examens horizontaux et pouvant passer immédiatement à la position verticale, c'est-à-dire fonctionnant comme un cadre radioscopique ordinaire.

Nous ne décrirons que succinctement cet appareil, les figures 19 et 20 en donnent une image suffisamment claire.

Elle se compose d'un dessus en bois transparent recouvert par une feuille mince d'aluminium. Elle est supportée par quatre pieds qui peuvent se replier contre elle quand on la démonte. Ces pieds permettent de placer la table à deux hauteurs, l'une de 75 centimètres pour les examens radioscopiques ordinaires, l'autre de 95 centimètres pour les interventions chirurgicales sous écran comme nous le verrons ultérieurement.

La cupule et l'ampoule sont fixes sur un chariot pouvant se déplacer suivant la largeur de la table à l'aide d'un volant de commande et également se déplacer suivant la longueur par un roulement sur deux rails cylindriques creux.

Un deuxième volant commande l'ouverture du diaphragme.

Un troisième rail se trouve fixé à la partie inférieure d'un des grands côtés de la table et sert de guide au contre-poids qui équilibre le chariot. Celui-ci se trouve relié au contre-poids par une chaîne de bicyclette passant sur une roue dentée fixée à l'un des pieds de la table.

La table peut donc se redresser verticalement ; des taquets permettent de la maintenir en équilibre dans cette position et l'ampoule se trouve parfaitement équilibrée dans toutes ses positions. A la partie supérieure se trouve un système de porte-écran à ressorts et sur le côté une pince peut glisser le long de la table et permet de fixer l'écran dans une position quelconque.

En raison de la mobilité parfaite de tous les organes et de la simplicité des commandes, il est extrêmement facile de prendre un orthodiagramme.

A noter que la table est complètement démontable.

Il existe d'autres tables mais ne permettant pas le passage de l'examen horizontal à l'examen vertical. Ce sont les modèles de Belot et de Belot-Ledoux-Lebard. On trouvera leur description dans l'ouvrage d'Ombredanne et de Ledoux-Lebard (1).

Parmi les autres appareils de laboratoire utiles en radiologie, nous citerons l'écran fluorescent, le compresseur, le négatoscope, l'écran renforçateur.

3º *Ecran fluorescent.* — Il se compose d'un carton de dimensions variables depuis 9 × 12 jusqu'à 40 × 50, sur lequel se trouve fixé du platino-cyanure de baryum cristallisé. L'écran a une teinte jaune verdâtre. Le carton ainsi préparé se trouve rattaché à un cadre de bois et recouvert d'une glace en verre au plomb opaque aux rayons X. Cette glace joue un double rôle de protection pour l'opérateur et de protection de la couche de platino-cyanure contre la détérioration. Sous l'influence des rayons X, le platino-cyanure devient fluorescent; il se produit un phénomène de transformation de longueur d'onde. Les rayons X de longueur d'onde très courte, non perceptibles à notre œil, sont transformés en radiations de plus grandes longueur d'onde entrant dans les limites du spectre visible. Sous l'influence des rayons X, le platino-cyanure change de teinte (effet Villard) et perd de sa fluorescence; il y a intérêt quand on n'utilise pas l'écran à le laisser exposé à la lumière du jour qui rend à l'écran sa teinte primitive.

4º *Ecrans renforçateurs.* — Afin de réduire le temps de pose en radiographie, on utilise des écrans renforçateurs. Ces écrans sont constitués par des feuilles de carton sur lesquelles on répand par un procédé spécial du tungstate de calcium ou une autre substance phosphorescente.

Ces écrans ont la propriété, lorsqu'ils ont été impressionnés par les rayons X de devenir phosphorescents et de garder cette phosphorescence alors même que l'agent producteur a cessé d'agir, cela pendant un certain temps, mais court.

(1) OMBREDANNE et LEDOUX-LEBARD, Localisation et extraction des projectiles, Masson et Cⁱᵉ, édit. à Paris.

L'usage de ces écrans est des plus simples. On place le côté sensible de la plaque radiographique en contact avec l'écran. Le tout est enfermé dans une cassette. Cette cassette est placée sous le sujet que l'on veut radiographier en la tournant du côté convenable. Les rayons X viennent impressionner l'image sur l'écran et quand la source radiogène a cessé d'agir, en raison de la persistance de l'impression lumineuse sur l'écran, la plaque continue à s'impressionner. Les rayons émis par l'écran ont d'ailleurs une puissance photo-chimique beaucoup plus considérable que les rayons X eux-mêmes. Il est possible de réduire ainsi d'une façon considérable le temps de pose ; ce temps de pose se trouve réduit au 1/8 ou même au 1/10.

Compresseur. — Cet appareil est destiné à l'immobilisation du sujet au moment de la prise d'une radiographie, surtout pour certains organes. Il sert également à refouler par compression les organes intra-abdominaux, par exemple lorsqu'on prend une épreuve radiographique de colonne vertébrale. Le meilleur d'entre eux est celui construit par Malaquin et Duterte. Il se compose d'un double cercle métallique maintenant une toile tendue ; en deux points diamétralement opposés de ce cercle sont attachées deux courroies permettant la fixation. On place l'appareil sur la partie du sujet à radiographier et on glisse à sa partie inférieure la vessie que l'on peut gonfler. Par un gonflement convenable on obtient une immobilisation parfaite.

4° Négatoscope. — Cet appareil est destiné à l'examen des images radiographiques qui ont été obtenues sur plaque sensible. Le modèle le plus courant est celui de Belot qui se compose d'une sorte de caisse en bois recouverte à son intérieur d'une couche de peinture blanche. L'une des faces est fermée par un verre dépoli devant lequel peuvent glisser deux rideaux de bois ; l'un de haut en bas, le second de gauche à droite. Des lampes électriques sont placées à l'intérieur et munies de réflecteurs, de façon à ce que le verre dépoli soit éclairé par diffusion. L'éclairage des lampes est réglable à l'aide d'un rhéostat circulaire placé sur l'un des côtés du négastocope. On obtient ainsi un éclairage uniforme de la plaque et on peut facilement étudier les moindres détails, en utilisant les variations d'éclairage que permet le rhéostat.

5° *Radiochromomètre*. — Nous avons vu que l'on pouvait évaluer approximativement la dureté d'un tube en mesurant l'étincelle équivalente. Il existe un appareil beaucoup plus précis permettant cette évaluation, c'est le radiochromomètre de Benoist. Il se compose d'une couronne d'aluminium divisée en 12 secteurs dont les épaisseurs vont en croissant de 1 à 12 millimètres. Au centre se trouve un orifice circulaire qui est fermé à l'aide d'un petit disque d'argent ayant exactement 11/100 de millimètre d'épaisseur.

Le principe de l'appareil est basé sur ce fait que la lamelle d'argent se laisse traverser par les rayons X de la même façon, quelle que soit la dureté des rayons employés. L'aluminium au contraire présente une grosse variation de transparence.

Pour utiliser l'instrument, on prend un radiogramme sur une plaque photographique. On observe après développement pour chaque secteur une ombre bien marquée et différente du secteur précédent ou du suivant. On recherche le secteur qui présente la même teinte que le disque central. Le numéro de ce secteur mesure la dureté de l'ampoule expérimentée c'est ce que l'on appelle le degré radiochromométrique.

Appareils protecteurs.— En dehors des phénomènes aigus (radiodermites) que les rayons X peuvent provoquer, leur absorption à très faible dose peut produire sur les médecins qui les utilisent des lésions très graves. Ces lésions attaquent les parties du corps les plus exposées ou les plus sensibles. Les mains notamment sont un lieu d'élection; il se produit à leur niveau des phénomènes de radiodermite chronique pouvant, à un moment donné, évoluer rapidement vers une forme cancéreuse des plus graves. D'autre part, les glandes génitales sont les premières touchées et il y a rapidement destructions de cellules jeunes (les spermatogonies).

Il est donc nécessaire de prendre certaines précautions qui ont pour but d'éviter l'irradiation directe des organes sensibles du sujet. En dehors des protections d'ordre général, telles que les cupules entourant l'ampoule productrice des rayons X et qui doivent être en substance opaque aux radiations, en dehors des paravents doublés de plomb, il est nécessaire de recouvrir les mains et la partie antérieure du corps, notamment au niveau des organes génitaux, par des substances opaques. Pour les mains, on utilise des gants en caoutchouc rendus opaques par des sels de baryum. Pour les organes génitaux, on utilise des tabliers en substance caoutchoutée opaque. Enfin par excès de prudence, il est bon pour éviter l'action nocive des rayons X sur les yeux de porter des lunettes en verre rendu opaque aux radiations par la présence de sels de plomb. L'emploi de lunettes n'est pas de toute nécessité car les écrans fluorescents sur lesquels on observe les images radioscopiques sont toujours recouverts de verres suffisamment opaques aux rayons X.

Après cette étude de l'instrumentation, il nous faut maintenant voir comment elle peut être employée pour le radiodiagnostic.

II. — RADIOGRAPHIE

La radiographie consiste dans l'impression par les rayons X d'une plaque photographique sensible après que ceux-ci ont traversé l'objet que l'on veut radiographier.

La plaque photographique est d'autant plus impressionnée que les radiations traversent plus facilement l'objet.

En dehors de l'instrumentation que nous venons de décrire, on utilise donc une plaque sensible. Ces plaques sont identiques aux plaques photographiques ordinaires, nous n'en parlerons pas davantage. Elles sont enfermées dans une double enveloppe de papier, l'une de ces enveloppes est constituée par une pochette noire, la seconde est une pochette rouge, ce double emballage a pour but de mettre la plaque à l'abri de la lumière ordinaire. Quand on veut effectuer une radiographie, on laisse la plaque dans ses enveloppes et on la place directement sous le sujet à radiographier, la face sensible regardant l'ampoule. La présence du papier ne joue aucun rôle, il se laisse facilement traverser par les rayons X. Après la prise de la radiographie, le développement s'effectue comme pour une plaque ordinaire, avec un révélateur identique et en effectuant les mêmes opérations. On obtient ainsi un négatif. C'est toujours sur ce cliché que doivent se faire les interprétations.

Nous allons maintenant passer en revue les dispositions que l'on doit prendre pour effectuer la radiographie de chacune des parties du corps. Nous n'entrerons dans aucun détail sur l'interprétation radiographique des images obtenues, car ceci augmenterait considérablement le cadre de ce petit ouvrage. D'ailleurs notre lecteur voudra bien se reporter au Guide radiologique de MM. Nogier et Japiot (1) où il trouvera tous les renseignements qu'il désirera.

Pour prendre une radiographie, il faudra toujours immobiliser le sujet le plus complètement possible. Pour ce faire, on utilisera des sacs de sable qui serviront à caler le sujet et on obtiendra une immobilisation parfaite en se servant d'une bande de toile tendue par deux sacs de sable et que l'on placera sur la partie à radiographier.

Il est bon avant de prendre une radiographie de centrer exactement l'ampoule et de déterminer le rayon normal.

Centrage de l'ampoule. — Pour effectuer le centrage de l'ampoule, les constructeurs livrent toujours un centreur. Celui-ci se trouve constitué par un tube de 15 ou 20 centimètres de long, supportant au niveau de chacune de ses extrémités une sorte de réticule formé par deux fils métalliques en croix. Les deux points de croisée déterminent l'axe du tube et les fils deux plans rectangulaires. Le centreur s'adapte à la cupule toujours dans la même position. Ayant placé l'ampoule à rayons X dans sa cupule, si on l'illumine et si, à l'aide de l'écran fluorescent, on regarde l'image que donnent les réticules, on constatera qu'il y a deux ombres distinctes, l'ampoule ne se trouvant pas centrée. A l'aide des vis de réglage, on amène les deux ombres à se confondre, le centrage se trouve dès lors effectué.

Radiographie des différentes parties du corps. — *Main*. — Deux positions l'une de face, l'autre de profil.

Face. — On place la main du sujet à plat sur la plaque radiographique et l'on amène l'ampoule au dessus de cette main de façon à ce que le rayon normal tombe au niveau de l'articulation métacarpo-phalangienne du médius. (On a approximativement la direction du rayon normal, à l'aide d'un fil à plomb que l'on tient à la main, sous l'ampoule placée horizontalement, de façon à ce que

(1) Nogier et Japiot, Guide radiologique du praticien pour la lecture et l'interprétation des radiographies, 1918, J. B. Baillière et fils.

son prolongement vienne passer par le centre du miroir anticathodique).

L'ampoule à rayons X doit être placée à une distance anticathode-plaque de 50 centimètres.

Les rayons émis par l'ampoule doivent être tels qu'à 2 milliampères l'étincelle équivalente mesure 8 centimètres.

Dans ces conditions, avec un temps de pose de 30 secondes, on obtiendra une excellente radiographie qui nous donnera l'image des métacarpiens et des diverses phalanges des doigts avec leur structure osseuse.

PROFIL. — Cette position est rarement employée. On place généralement le bord cubital de la main contre la plaque radiographique, la main est fortement tendue.

L'ampoule est placée à une hauteur de 50 centimètres. La pénétration correspond à 10 centimètres d'étincelle équivalente. Le temps de pose est de 50 secondes à 2 milliampères.

On obtient ainsi une superposition de tous les métacarpiens.

Cette image radiographique est intéressante dans le cas, par exemple, d'une fracture du métacarpien, pour connaître le déplacement dans le sens antéro-postérieur.

Poignet. — L'examen radiographique peut également se faire en deux positions, face et profil.

FACE. — La face antérieure du poignet est appliquée contre la plaque radiographique. On munit la cupule de son radiolimitateur que l'on amène au contact avec la face dorsale.

Dans ces conditions, la distance anticathode plaque mesure 40 centimètres. L'ampoule est réglée de façon à mesurer 8 centimètres d'étincelle équivalente. Le temps de pose est alors de 28 secondes.

On obtiendra une image radiographique montrant nettement les divers os du carpe ; on aura également les extrémités inférieures du radius et du cubitus, ainsi que les extrémités supérieures des métacarpiens.

PROFIL. — Pour obtenir une radiographie de profil du poignet, on place généralement le côté cubital contre la plaque photographique. On utilise toujours le radio limitateur que l'on amène en contact avec le côté radial.

> Distance anticathode-plaque = 50 centimètres.
> Etincelle équivalente à 2 m. A = 10 centimètres.
> Temps de pose = 40 secondes, avec une intensité de 2 milliampères.

Cette position est particulièrement intéressante pour l'étude du scaphoïde, de l'os crochu, du semi-lunaire.

Avant-bras. — Pour cette région du corps, nous aurons également deux positions : face et profil.

FACE. — L'avant-bras est appliqué face antérieure ou postérieure contre la plaque photographique. On utilise de préférence l'ampoule sans radio limitateur, à moins d'une localisation précise.

L'avant-bras est maintenu dans l'immobilité en employant des sacs de sable avec lesquels on surcharge l'extrémité inférieure et supérieure.

> Distance anticathode-plaque = 50 centimètres.
> Etincelle équivalente à 2 m. A = 8 centimètres.
> Temps de pose à 2 m. A = 70 secondes.

Cette image radiographique montre surtout la partie moyenne du radius et du cubitus ainsi que l'espace inter-osseux.

PROFIL. — De préférence le bord cubital est appliqué contre la plaque. L'avant-bras est toujours immobilisé comme précédemment.

> Distance anticathode-plaque = 50 centimètres.
> Etincelle équivalente à 2 m. A = 10 centimètres.
> Temps de pose à 2 m. A = 50 secondes.

Coude. — Deux positions : face et profil. Cette image radiographique doit toujours être prise avec un radio limitateur.

FACE. — L'avant-bras est placé en extension sur le bras. L'olécrane est appliqué contre la plaque. Le bras est en extension sur l'épaule. On utilisera de préférence une table arrivant à la hauteur de l'épaule du sujet. Le radiolimitateur est amené en contact avec le pli du coude.

> Distance anticathode-plaque = 45 centimètres.
> Etincelle équivalente à 2 m. A = 9 centimètres.
> Temps de pose à 2 m. A = 40 secondes.

On obtiendra une radiographie montrant l'extrémité
inférieure de l'humérus, les extrémités supérieures du
radius et du cubitus, et tous les détails de l'articulation
du coude.

PROFIL. — Pour prendre le coude dans cette position,
il est nécessaire que le bras soit en abduction, c'est-à-dire
que tout le membre supérieur du sujet vienne s'appliquer
sur une table arrivant au niveau de l'épaule. Le coude
est fléchi à angle presque droit. L'avant-bras est en su-
pination, de façon à ce qu'il repose sur la table par son
bord cubital tout entier.

L'immobilisation est toujours obtenue par des sacs
de sable convenablement placés.

Le radiolimitateur arrive au contact du côté externe
du coude.

    Distance anticathode-plaque = 50 centimètres.
    Etincelle équivalente à 2 m. A = 10 centimètres.
    Temps de pose à 2 m. A = 45 secondes.

L'image obtenue montre tous les détails de l'articulation du coude et très nettement l'olécrane.

Epaule. — Bien qu'il existe pour l'épaule plusieurs
positions importantes, nous ne pouvons en indiquer ici
qu'une seule : la position normale. Le sujet est étendu
sur une table, la tête légèrement relevée, l'épaule reposant bien à plat sur la plaque. Bien entendu, on utilise le
radiolimitateur. Celui-ci est amené de telle façon que
son contour vienne affleurer le contour externe de l'é-
paule et dépasse très légèrement le bord supérieur.

    Distance anticathode-plaque = 50 centimètres.
    Etincelle équivalente à 2 m. A = 10 centimètres.
    Temps de pose à 2 m. A = 85 secondes.

L'image radiographique obtenue montre nettement la
tête humérale et le tiers supérieur de l'humérus, l'articulation scapulo-humérale, la coracoïde, l'acromion,
l'extrémité externe de la clavicule et la partie supérieure
du bord externe de l'omoplate.

Pied. — On peut étudier, pour cette région du corps,
trois positions importantes : face, profil et oblique.

FACE. — Le pied repose à plat sur la plaque photographique. On utilise de préférence l'ampoule non munie du radiolimitateur. On fait en sorte que le rayon normal tombe au niveau de la partie moyenne du troisième métatarsien.

> Distance anticathode-plaque = 60 centimètres.
> Etincelle équivalente à 2 m. A = 8 centimètres.
> Temps de pose à 2 m. A = 60 secondes.

On obtient ainsi l'image radiographique des métatarsiens et des orteils, des cunéiformes qui se superposent, du scaphoïde.

PROFIL. — Le pied repose sur la plaque par son bord interne de préférence. L'immobilisation est obtenue à l'aide de sacs de sable placés sur la jambe. Il vaut mieux placer la cuisse en flexion sur le bassin et la jambe en légère flexion sur la cuisse.

> Distance anticathode-plaque = 60 centimètres.
> Etincelle équivalente à 2 m. A = 10 centimètres.
> Temps de pose à 2 m. A = 60 secondes.

L'image radiographique obtenue montre les métatarsiens superposés, le scaphoïde et le cuboïde sont surtout nettement distincts.

OBLIQUE. — Le pied repose sur la plaque photographique par son côté externe. La jambe est fléchie sur la cuisse; dans ces conditions le plan du pied fait un certain angle avec la plaque photographique. On incline l'ampoule de façon que le rayon normal vienne toucher le 3e métatarsien par sa face inférieure. On obtient ainsi sur la plaque une projection oblique.

> Distance anticathode-plaque = 60 centimètres.
> Etincelle équivalente à 2 m. A = 10 centimètres.
> Temps de pose à 2 m. A = 32 secondes.

On obtient ainsi une image radiographique sur laquelle les métatarsiens sont étalés avec une légère déformation, mais on voit surtout le cuboïde et les cunéiformes ainsi que très nettement les diverses articulations des métatarsiens avec le tarse et des os du tarse entre eux.

Cou-de-pied. — 2 positions : face et profil.

FACE. — Le sujet est étendu sur la table où l'on opère, dans la position dorsale. Le pied repose sur la table parla face dorsale du talon. Il est préférable d'utiliser le radiolimitateur. On fait en sorte que le rayon normal vienne tomber au niveau de la partie moyenne de la ligne joignant les deux malléoles.

La jambe est immobilisée à l'aide de sacs de sable reposant sur elle.

> Distance anticathode-plaque = 50 centimètres.
> Étincelle équivalente à 2 m. A = 10 centimètres.
> . Temps de pose à 2 m. A = 45 secondes.

L'image radiographique montre aussi les 2 malléoles, l'articulation tibio-tarsienne et le corps de l'astragale.

PROFIL. — On place le côté externe ou le côté interne du pied contre la plaque radiographique. On utilise le radiolimitateur que l'on amène en contact avec le côté du cou-de-pied regardant l'ampoule. Le centrage s'effectue un peu au dessus de la pointe de la malléole externe.

> Distance anticathode-plaque = 50 centimètres.
> Étincelle équivalente à 2 m. A = 10 centimètres.
> Temps de pose à 2 m. A = 40 secondes.

On obtient ainsi l'image de l'astragle, du calcanéum et des extrémités inférieures du tibia et du péroné.

Jambe. — Deux positions : face et profil.

FACE. — Le sujet est placé dans le décubitus dorsal. Le membre inférieur est parfaitement immobilisé à l'aide de sacs de sable placés au niveau du genou et du cou-de-pied. Il vaut mieux ne pas employer de radiolimitateur pour obtenir une vue d'ensemble.

> Distance anticathode-plaque = 60 centimètres.
> Étincelle équivalente à 2 m. A = 10 centimètres.
> Temps de pose à 2 m. A = 70 secondes.

L'image radiographique montre l'ensemble du tibia et du péroné, ainsi que l'espace interosseux.

PROFIL. — La jambe repose sur la plaque par son côté externe. L'ampoule, non munie de son radiolimitateur, est amenée de façon à ce que le rayon normal tombe sur la partie moyenne de la jambe.

> Distance anticathode-plaque = 60 centimètres.
> Étincelle équivalente à 2 m. A = 10 centimètres.
> Temps de pose à 2 m. A = 60 secondes.

Genou. — Les deux positions face et profil sont ici extrêmement importantes.

Face. — Le sujet est placé dans le décubitus dorsal. Le creux-poplité doit parfaitement reposer sur la plaque photographique. L'immobilisation parfaite est obtenue à l'aide de sacs de sable placés sur la jambe et la cuisse. L'usage du radiolimitateur est ici de rigueur. On a toujours tendance à prendre une portion trop grande de fémur et une portion insuffisante de tibia. Il est bon de prendre comme centre le bord inférieur de la rotule, on centrera ainsi d'une façon parfaite l'articulation du genou. Le radiolimitateur est amené au contact.

Distance anticathode-plaque = 50 centimètres.
Etincelle équivalente à 2 m. A = 10 centimètres.
Temps de pose à 2 m. A = 60 secondes.

L'image radiographique montre l'intervalle articulaire, l'extrémité inférieure du fémur, les extrémités supérieures du tibia et du péroné.

Quand on veut obtenir une image de la rotule, il faut placer le sujet dans le décubitus ventral, la rotule repose à même la plaque, les différentes valeurs à choisir sont les mêmes que précédemment.

Profil. — Le profil du genou se prend généralement face externe à la plaque, le sujet étant placé dans le décubitus latéral.

La jambe doit être en demi-flexion sur la cuisse. L'ampoule est toujours munie de son radiolimitateur et celui-ci est amené au contact avec le côté interne du genou.

Distance anticathode-plaque = 50 centimètres.
Etincelle équivalente à 2 m. A = 10 centimètres.
Temps de pose à 2 m. A = 50 secondes.

On obtient ainsi l'image des condyles fémoraux, de la rotule, de l'extrémité supérieure du tibia.

Cuisse. — Deux positions : face et profil.

Face. — Le sujet est placé dans le décubitus dorsal. L'immobilisation est toujours obtenue par le même procédé. L'ampoule n'est pas munie de son radiolimitateur. Le centrage s'effectue au niveau de la partie moyenne de la cuisse.

Distance anticathode-plaque = 60 centimètres.
Etincelle équivalente à 2 m. A = 10 centimètres.
Temps de pose à 2 m. A = 110 secondes.

On obtient ainsi une vue d'ensemble du fémur.

PROFIL. — Le sujet est placé dans le décubitus demi-dorsal, demi-latéral. La cuisse que l'on veut radiographier a son côté externe contre la plaque, elle est fléchie sur le bassin et la jambe est elle-même fléchie sur la cuisse. La cuisse opposée est portée en dehors. On n'emploie toujours pas de radiolimitateur. Le centrage s'effectue sur la partie moyenne.

Distance anticathode-plaque = 60 centimètres.
Etincelle équivalente à 2 m. A = 10 centimètres.
Temps de pose à 2 m. A = 95 secondes.

Hanche. — On veut obtenir surtout l'articulation coxo-fémorale. Il n'y a ici qu'une seule position intéressante, même possible. Le sujet est placé sur la table dans le décubitus dorsal, et immobilisé par des sacs de sable placés sur les deux jambes et les deux cuisses.

L'ampoule est munie de son radiolimitateur. Le centrage doit être fait avec le plus grand soin. On prendra comme points de repère la saillie du grand trochanter, l'épine iliaque antérieure et supérieure, le milieu de l'arcade crurale. Ces trois points déterminent un triangle, en amenant le centre du radiolimitateur au centre de ce triangle on sera certain d'obtenir une image radiographique complète et bien centrée.

On aura soin d'exercer une légère compression avec le radiolimitateur.

Distance anticathode-plaque = 60 centimètres.
Etincelle équivalente à 2. m A = 12 centimètres.
Temps de pose à 2 m. A = 130 secondes.

On obtiendra ainsi une image radiographique ayant en son centre l'articulation coxo-fémorale; on obtiendra la tête fémorale, le col et le grand trochanter, d'autre part la cavité cotyloïde, l'ischion et le début de l'aile iliaque.

Tête. — On peut envisager dans la tête plusieurs régions. Le crâne en général avec sa voûte et sa base, les orbites, les maxillaires et les dents.

Pour la radiographie du crâne en général on prendra deux positions : face et profil.

PROFIL. — Le sujet doit appuyer l'un des côtés de la tête sur la plaque radiographique. Le point d'appui doit s'effectuer sur l'oreille correspondante. Il vaut mieux supprimer le radiolimitateur pour obtenir une vue d'ensemble.

Le rayon normal tombe au niveau de la naissance supérieure du pavillon de l'oreille et légèrement en avant.

> Distance anticathode-plaque = 60 centimètres.
> Etincelle équivalente à 2 m. A = 10 centimètres.
> Temps de pose à 2 m. A = 150 secondes.

L'image radiographique montre ainsi nettement la voûte crânienne, l'étage antérieur du crâne, l'étage moyen avec la selle turcique et le rocher avec le trou auditif. On peut y étudier également les sinus frontaux, l'os malaire, la voûte palatine.

FACE. — La radiographie peut être prise ici en deux positions soit en faisant placer le sujet, la face antérieure contre la plaque, soit le dos à la plaque. Dans le premier cas, on obtiendra les détails de la face, dans le second on aura surtout la région occipitale. L'immobilisation du sujet dans le premier cas est assez difficile à obtenir, il vaut mieux qu'il appuie le front contre la plaque photographique et on cale la tête avec des sacs de sable maintenant l'immobilité. Le rayon normal doit tomber au niveau de la protubérance occipitale externe.

> Distance anticathode-plaque = 60 centimètres.
> Etincelle équivalente à 2 m. A = 10 centimètres.
> Temps de pose à 2 m. A = 200 secondes.

On obtiendra ainsi l'image des sinus maxillaires, des cavités nasales, du maxillaire supérieur.

Orbite. — L'examen de l'orbite exige plusieurs positions. Une position de face et deux positions obliques.

FACE. — Le sujet est placé dans le décubitus ventral ; on lui fait appuyer le menton et l'extrémité du nez sur la plaque photographique. L'orbite se trouve ainsi un peu éloigné. L'ampoule, munie du radiolimitateur, est amenée au niveau du sommet de la tête et déplacée soit à droite, soit à gauche, suivant l'orbite que l'on veut radiographier.

Les valeurs des différentes grandeurs sont à peu près les mêmes que pour le crâne en général, et l'on obtient ainsi une image parfaite de l'orbite sans superposition osseuse.

POSITIONS OBLIQUES. — L'une de ces positions consiste à prendre un profil absolu. Pour cela on place contre la plaque l'orbite que l'on veut radiographier; il appuie sur celle-ci par sa paroi temporale. On amène l'ampoule munie de son radiolimitateur au contact de la paroi temporale du côté opposé. Le temps de pose est le même que pour le crâne de profil.

Quand il s'agit de rechercher des corps intraorbitaires, il existe une position particulièrement intéressante qui est la suivante : Le sujet appuie l'orbite opposé à celui que l'on veut radiographier sur la plaque ; il applique également sur celle-ci le côté correspondant du nez, la tête se trouve ainsi placée dans une position demiface, demi-profil. L'orbite à radiographier est un peu éloigné de la plaque. On fait en sorte que le rayon normal vienne rencontrer la fosse temporale un peu en arrière du rebord orbitaire externe et après avoir traversé l'œil vienne tomber sur la plaque, un peu en avant des os propres du nez. On obtient ainsi une image radiographique pure de la cavité orbitaire. Cette position est particulièrement intéressante pour la recherche des corps étrangers intra-oculaires. Nous ne parlerons pas davantage de cette question et nous conseillerons la lecture du travail de M. le Dr Belot (1).

Maxillaires et dents. — La radiographie du maxillaire inférieur est particulièrement importante et délicate à obtenir en évitant la superposition des deux branches.

Le sujet est placé dans le décubitus latéral. On place sous la tête un plan incliné de telle façon que le côté le plus élevé corresponde à l'épaule et le plus bas du côté de la voûte cranienne. La tête est fléchie latéralement et postérieurement. L'ampoule à rayons X munie de son

____

(1) BELOT et FRAUDET, *Journal de Radiologie.*

radiolimitateur est également inclinée de façon à ce que le rayon normal vienne rencontrer la région sous-mentonnière; dans ces conditions on ne projette sur la plaque que l'une des branches montantes et horizontales du maxillaire inférieur.

Il est possible d'explorer ainsi toutes les dents portées par le maxillaire jusqu'à l'incisive latérale par une légère variation de la rotation de la tête.

En amenant le radiolimitateur presque au contact de la peau et avec un tube ayant 10 cent. d'étincelle équivalente on peut obtenir à 2 m. A une bonne image radiographique en 50 secondes.

Nous ne parlerons pas de la radiographie dentaire à l'aide de plaques intrabuccales et nous renverrons le lecteur à l'article du Dr Belot (1).

Colonne cervicale. — Il est possible de prendre la colonne cervicale dans les deux positions: face et profil.

Face. — Le sujet est placé dans le décubitus dorsal ; la tête est fortement déjetée en arrière et la plaque photographique appliquée contre la face postérieure du cou. L'ampoule à rayons X, munie de son radiolimitateur, est amenée de façon à s'appuyer sur la face antérieure du cou en arrivant le plus possible en contact avec la région sous-mentonnière.

> Distance anticathode-plaque = 50 centimètres.
> Etincelle équivalente à 2 m. A = 10 centimètres.
> Temps de pose à 2 m. A = 80 secondes.

On obtient ainsi une image incomplète de la colonne cervicale, mais il est possible d'avoir toutes les vertèbres à partir de la 3e.

Profil. — Le sujet est placé dans le décubitus latéral. La plaque est surélevée à l'aide d'un billot qui permet de maintenir le cou dans une position horizontale ; elle est en outre poussée contre le bord supérieur de l'épaule. Le radiolimitateur est amené au contact avec la région latérale du cou opposée.

Il est préférable d'obtenir l'image radiographique de la colonne cervicale en deux fois. La première portion

(1) BELOT, *Journal de Radiologie.*

en amenant le centre du radiolimitateur au niveau de l'angle du maxillaire inférieur, la deuxième portion en l'abaissant vers la base du cou, aussi bas que possible.

> Distance anticathode-plaque = 50 centimètres.
> Etincelle équivalente à 2 m. A = 10 centimètres.
> Temps de pose à 2 m. A = 70 secondes.

On obtient ainsi l'image parfaitement détaillée de toutes les vertèbres cervicales.

Colonne dorsale. — Nous n'indiquerons ici qu'une seule position : celle de face.

Le sujet est placé dans le décubitus dorsal. L'ampoule est munie du radiolimitateur, il n'est donc possible par suite que de prendre la colonne dorsale en plusieurs segments.

Généralement deux radiographies suffisent pour l'avoir dans son entier. La plaque est placée le plus possible au contact de la colonne vertébrale, le radiolimitateur est amené au contact de la paroi antérieure de la cage thoracique.

> Distance anticathode-plaque = 60 centimètres.
> Etincelle équivalente à 2 m. A = 10 centimètres.
> Temps de pose à 2 m. A = 150 secondes.

L'image radiographique permet aussi de voir les corps vertébraux et les espaces intervertébraux ainsi que les apophyses épineuses et transverses avec la tête et le col des côtes.

Thorax. — La radiographie du thorax, dans son ensemble, présente de moins grandes difficultés. Le sujet est toujours placé dans le décubitus dorsal. La plaque est mise au contact avec la paroi postérieure.

L'ampoule, non munie de son radiolimitateur, est placée de façon à ce que le rayon normal tombe au milieu de la ligne joignant la fourchette sternale à l'appendice xyphoïde.

> Distance anticathode-plaque = 60 centimètres.
> Etincelle équivalente à 2 m. A = 10 centimètres.
> Temps de pose à 2 m. A = 50 secondes.

On obtient ainsi l'image de l'ensemble du gril costal et des surfaces pulmonaires.

Il est possible de prendre dans les mêmes conditions une vue d'ensemble du thorax, en faisant placer le sujet dans le décubitus ventral.

Colonne lombaire. — La colonne lombaire ne peut être radiographiée dans de bonnes conditions, c'est-à-dire en faisant usage du radiolimitateur qu'en deux segments.

Le sujet est placé dans le décubitus dorsal. Afin de détruire la courbure lombaire qui éloigne la colonne vertébrale de la plaque, on fléchit les cuisses du sujet sur son bassin et les genoux sont soutenus à leur partie inférieure par un chevalet qui laisse retomber les jambes du côté opposé. La partie supérieure du tronc est également légèrement soulevée. On obtient ainsi un redressement parfait de la colonne lombaire.

Les centres des deux images radiographiques qui devront être prises se trouveront situés l'un à 5 centimètres de l'appendice xyphoïde, l'autre au niveau de l'ombilic.

On met en place le compresseur et l'on amène le radiolimitateur fixé à la cupule en contact avec lui. A l'aide d'une soufflerie on exerce une pression progressive qui est maintenue constante pendant la prise de la radiographie.

Distance anticathode-plaque = 55 centimètres.
Étincelle équivalente à 2 m. A = 10 centimètres.
Temps de pose à 2 m. A = 100 secondes.

On obtient ainsi une image des quatre premières vertèbres lombaires. En prenant la deuxième radiographie centrée au niveau de l'ombilic, on obtient la partie inférieur de la colonne et la base du sacrum.

Il est possible de prendre une image de profil de la colonne lombaire.

Cet examen présente quelques difficultés; nous laisserons de côté ce cas qui sortirait du cadre de cet ouvrage essentiellement élémentaire.

Bassin. — On peut facilement obtenir une vue d'ensemble du bassin en plaçant le sujet examiné dans le décubitus dorsal. Il doit être parfaitement étendu. On prend sur le sujet comme points de repères la partie supérieure de la symphyse du pubis et les deux épines iliaques antérieures et supérieures. Le centre de ce triangle ainsi tracé sera le niveau où le rayon normal issu de l'ampoule rencontrera le sujet. Le radiolimitateur doit être enlevé.

> Distance anticathode-plaque = 60 centimètres.
> Etincelle équivalente à 2 m. A = 10 centimètres.
> Temps de pose à 2 m. A = 150 secondes.

On obtient aussi une vue d'ensemble comprenant les os iliaques, le sacrum, les articulations coxo-fémorales, le pubis et les trous obturateurs.

Examen radiographique des voies urinaires. — Nous ne pouvons donner ici qu'un aperçu rapide de cette exploration radiologique. Nous conseillons vivement au lecteur d'avoir recours à l'ouvrage publié récemment par M. le Dr Arcelin (1).

L'exploration des organes urinaires aura généralement pour but de rechercher soit la présence de calculs, soit la forme de l'ombre du rein et sa position.

Il est nécessaire pour cet examen d'utiliser l'intensité maxima que donnera l'appareil, en outre on diminuera le temps de pose en utilisant l'écran renforçateur. Ces précautions sont extrêmement importantes à prendre afin de réduire au minimum la mobilité du rein, en supprimant la mobilité diaphragmatique. La radiographie doit toujours être prise autant que possible dans une période d'apnée.

C'est dans ces conditions seulement que l'on pourra apercevoir le contour rénal et diagnostiquer la présence de calculs.

Le sujet devra toujours être préparé par une purgation prise la veille et même, si possible, par un lavement pris quelques instants avant l'examen.

Le malade mis convenablement à nu est étendu sur la table d'examen dans le décubitus dorsal. Afin de détruire l'ensellure lombaire, on placera les cuisses en flexion sur le bassin, les jambes seront également fléchies sur les cuisses et viendront s'appuyer au niveau du creux poplité

(1) Arcelin, Exploration radiolologique des voies urinaires, Masson et Cie, 1917.

sur un chevalet. En outre il est bon de relever légèrement la partie supérieure du tronc à l'aide de coussins.
Lorsque le sujet est ainsi bien mis en place, l'enselluro
lombaire se trouve détruite et la plaque peut être mise
en contact immédiat avec la région rénale. Pour l'exploration complète des organes urinaires il sera prudent de

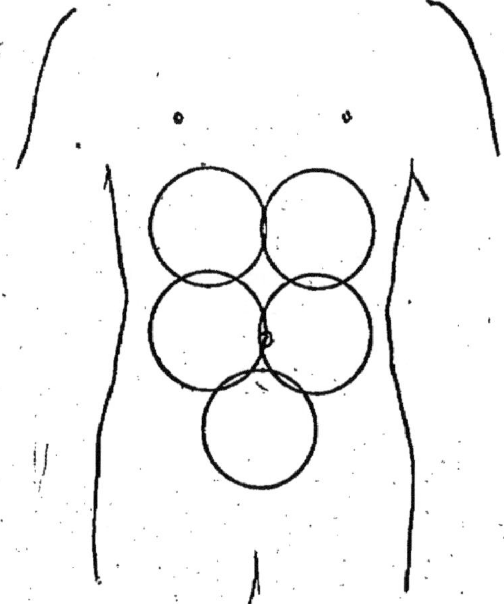

Fig. 20. — 4 zones d'exploration des organes urinaires.

prendre deux radiographies pour chacun des côtés, une
médiane et inférieure pour la vessie.

La première radiographie devra empiéter sur le rebord
des fausses côtes, la deuxième, arriver au niveau de l'é-
pine iliaque antérieure et supérieure. Deux épreuves sem-
blables seront prises pour chacun des côtés. La figure 20
montre la pos...ion du radiolimitateur pour les différentes épreuves. On utilisera un compresseur, de préférence
indépendant de l'ampoule ; le compresseur de Malaquin
et Duterte convient parfaitement bien. Celui-ci se trou-

vant mis en place, on amène l'ampoule munie de son radiolimitateur immédiatement au contact avec lui. On gonfle l'ampoule de caoutchouc du compresseur de façon à exercer une pression progressive aussi forte que peut le supporter le patient. Dans ces conditions, les valeurs des grandeurs mises en jeu seraient les suivantes :

> Distance anticathode-plaque = 50 centimètres.
> Etincelle équivalente à 2 m. A = 10 centimètres.
> Temps de pose à 2 m. A avec écran renforçateur Caplain Saint-André = 50 secondes.

D'une façon générale, dans une bonne radiographie rénale, on devra toujours apercevoir nettement le bord du muscle psoas.

Dans la première radiographie, on devra également voir les trois dernières côtes et les corps vertébraux lombaires.

L'ombre rénale normale se présente sur l'image radiographique sous forme d'une ombre ovalaire à teinte plus claire que les tissus ambiants et à cheval sur la douzième côte. Son bord interne s'oriente suivant le bord externe du muscle psoas.

Les calculs urinaires se montrent sous forme d'une ombre plus ou moins irrégulière et pouvant atteindre l'opacité des apophyses transverses des vertèbres. Tous les calculs rénaux donnent une ombre nettement visible, mais il faut noter que les calculs constitués par de l'acide urique sont invisibles, ce cas est d'ailleurs assez rare. Pour les régions urétrale et vésicale, on trouve un pourcentage assez élevé de calculs non visibles à la radiographie.

RADIOGRAPHIE STÉRÉOSCOPIQUE

La radiographie ordinaire projette tous les organes situés dans des plans différents, sur un plan unique constitué par la plaque photographique. Il est cependant possible de situer objectivement ces différents objets dans l'espace, c'est le rôle de la radiographie stéréoscopique.

Il est tout d'abord nécessaire de prendre deux images radiographiques du même objet sous des points de vue différents.

On installe le sujet comme dans le cas d'une radiographie simple, en choisissant un point d'incidence parfaitement déterminé.

Cette première radiographie étant prise, sans bouger le sujet, on substitue une deuxième plaque à la première. Pour cette manœuvre, il est avantageux de posséder une cassette ouverte sur un des côtés ; elle permet la substitution facile des plaques.

On déplace l'ampoule, à l'aide du bras horizontal du pied porte-ampoule, d'une distance égale à six centimètres et demi. La distance anticathode-plaque égale 60 centimètres.

Dans cette nouvelle position on prend une seconde radiographie.

Les pieds porte-ampoules supportent toujours des systèmes permettant facilement la prise de ces deux images radiographiques.

Il est souvent préférable d'opérer un peu différemment. Ayant centré l'ampoule dans une position normale, on la déplace du côté gauche de trois centimètres et c'est dans cette position que l'on prend la première radiographie. On effectue ensuite un déplacement de six centimètres et demi vers la droite, pour prendre le second radiogramme.

Les deux images radiographiques étant prises, il s'agit de procéder à la reconstitution de l'objet. Pour arriver à ce résultat, on utilise le stéréoscope.

Le stéréoscope de Hirtz permet d'une façon très simple cette reconstitution.

Il est constitué par une sorte de boîte formée de deux parties égales jouant le rôle de négatoscopes. À l'aide d'intermédiaire, il est facile de placer de chaque côté les clichés radiographiques qui sont éclairés par des lampes placées à l'intérieur de chacun des négatoscopes. Une planchette médiane faisant partie de l'appareil supporte un miroir n'ayant qu'une seule face.

L'observateur se place et règle l'écartement de l'appareil de façon à ce qu'il aperçoive directement avec l'un des yeux, l'un des radiogrammes, tandis qu'il regarde avec l'autre l'image du second radiogramme donné par le miroir. On arrive facilement ainsi à superposer les deux images radiographiques et à obtenir la sensation de relief.

La radiographie stéréoscopique peut être très utile pour l'observation de certaines lésions osseuses. Pour la localisation de certains corps étrangers, en particulier, le radiostéréomètre de Mazo peut rendre de gros services dans ce cas.

Les temps de pose que nous avons indiqués pour l'exploration radiographique des différentes parties du corps humain s'entendent pour un sujet adulte moyen. Il sera nécessaire d'augmenter ou de diminuer légèrement ces temps de pose suivant l'état d'adiposité ou de maigreur du sujet.

Toutefois, en se conformant exactement aux mesures que nous avons indiquées, le débutant sera toujours certain d'obtenir un cliché convenable.

III. — RADIOSCOPIE

Nous avons vu que si un faisceau de rayons X tombe sur un écran au platino-cyanure de baryum, celui-ci s'illumine immédiatement, il devient fluorescent. Si l'on interpose la main d'un sujet sur le trajet du faisceau et en arrière de l'écran fluorescent, on aperçoit sur l'écran l'ombre portée par les os, et par les chairs du sujet. On peut ainsi examiner les lésions que présentent les différentes parties du corps. A cette méthode d'examen on donne le nom de Radioscopie.

Pour pratiquer un examen radioscopique il est nécessaire de prendre quelques précautions. Le local dans lequel cet examen doit avoir lieu doit être parfaitement étanche à la lumière.

Avant de pratiquer l'examen, l'opérateur doit d'abord s'adapter, c'est-à-dire rester dans la pièce privée de toute lumière une quinzaine de minutes avant de commencer l'opération. On distinguera peu à peu les différents objets qui se trouvent dans la pièce, lorsque cette perception sera suffisamment précise, on pourra commencer l'examen radioscopique.

On remarquera que dans un examen radioscopique on utilise une ampoule qui émet à travers le diaphragme un faisceau conique ou quadrangulaire de rayons X ayant pour sommet le foyer anticathodique et pour contour celui du diaphragme. Ce faisceau vient rendre fluorescent l'écran au platino-cyanure.

Si l'on interpose sur le trajet un corps opaque aux radiations, celui-ci donnera sur l'écran une ombre portée. Cette ombre sera d'autant plus agrandie que le corps sera plus loin de l'écran et d'autant plus identique à l'objet que celui-ci sera plus près du même écran.

Il existe donc une déformation qui est fonction de la distance de l'objet à l'écran et fonction également de la position de cet objet par rapport au plan de l'écran.

Il sera donc nécessaire de placer l'objet que l'on examine le plus près possible de l'écran.

Ayant fixé le corps examiné dans une position déterminée, on peut, à l'aide d'un crayon, dessiner sur l'écran fluorescent les contours de l'ombre portée; on obtient ainsi un diagramme radioscopique représentant, bien entendu, l'objet plus ou moins déformé.

Si l'on rétrécit l'ouverture du diaphragme de façon à ne laisser sortir qu'un faisceau lumineux infiniment étroit, ce faisceau se rapprochera du rayon normal. Si l'on suit avec ce rayon normal, en déplaçant l'ampoule, les contours de l'objet, tout se passera comme si l'on avait affaire à un faisceau de rayons parallèles et l'on obtiendra sur l'écran une image en vraie grandeur de l'objet, on aura un orthodiagramme.

Nous allons étudier maintenant comment la radioscopie peut être appliquée à l'étude des organes thoraciques et abdominaux; nous verrons les renseignements considérables que cette méthode peut nous procurer dans l'examen des poumons, du cœur et des gros vaisseaux, du tube digestif et du foie.

EXAMEN RADIOSCOPIQUE DES PLÈVRES ET DES POUMONS

Nous ne pouvons donner ici qu'un aperçu un peu rapide sur la technique et les résultats de cet examen. Le lecteur se reportera avec profit à l'ouvrage que M. le Dr Barjon (1) a publié sur la question.

L'examen radioscopique de l'appareil pleuro-pulmonaire se fera toujours dans la position debout ou assise. Il est donc nécessaire d'avoir comme appareillage un pied porte-ampoule ou de préférence un cadre radioscopique; notre table radio-chirurgicale formant cadre convient parfaitement bien. L'opérateur devra prendre les précautions que nous avons indiquées contre l'action nocive des rayons X, car c'est surtout en radioscopie qu'il y a intérêt à se protéger.

(1) Barjon, Radiodiagnostic des affections pleuro-pulmonaires, Masson et Cie 1916.

On fera passer le courant dans l'ampoule ; une intensité de 2 m. A est très suffisante ; elle permettra de voir les moindres détails si l'on est bien adapté.

Le sujet sera placé derrière l'écran fluorescent et sera examiné suivant plusieurs positions : position frontale, dorsale, obliques antérieures droite et gauche, obliques postérieures droite et gauche, latérales.

Dans la position frontale, le sujet fait face à l'écran et on aperçoit sur celui-ci une image d'ensemble de la cage thoracique.

On pourra distinguer une ombre médiane constituée par la colonne vertébrale, le cœur et les gros vaisseaux. De chaque côté on aperçoit deux plages claires, de forme sensiblement triangulaire à sommet supérieur, ces deux plages représentent les champs pulmonaires ; elles sont traversées par l'ombre des côtes.

A la partie moyenne de l'ombre médiane et de chaque côté de celle-ci, se détachent des ombres striées s'étendant plus ou moins loin sur les plages claires ; elles constituent les régions hilaires, surtout formées par les artères et les veines pulmonaires.

Les champs pulmonaires sont limités à leur base par les coupoles diaphragmatiques. La coupole diaphragmatique est légèrement plus élevée à droite qu'à gauche. Le diaphragme, en venant s'insérer sur la face interne de la cage thoracique, constitue une sorte de cul-de-sac que l'on appelle le sinus costo-diaphragmatique ; dans la position frontale, ces sinus sont nettement visibles aux extrémités externes. Aux extrémités internes des plages pulmonaires, on notera deux autres sinus peu profonds (les sinus cardio-diaphragmatiques).

Les champs pulmonaires présentent à leur sommet, au-dessus des clavicules, deux plages claires à forme semi-lunaire, c'est l'image du sommet du poumon.

Dans la position dorsale, le sujet tourne le dos à l'écran et l'on aperçoit les mêmes détails que précédemment.

Les positions obliques sont moins intéressantes pour l'étude de l'appareil pleuro-pulmonaire ; nous verrons le gros intérêt qu'elles présentent au contraire pour l'étude du cœur et des gros vaisseaux.

Les positions latérales permettront une étude des

sinus costo-diaphragmatiques, surtout à leur partie antérieure et postérieure.

Dans un examen de l'appareil pleuro-pulmonaire, on devra donc étudier le thorax dans son ensemble, les déformations de la cage thoracique, la différence de transparence des deux plages claires, puis on étudiera successivement les sommets, les ombres hilaires, les sinus costo et cardio-diaphagmatiques, l'amplitude diaphragmatique.

EXAMEN RADIOSCOPIQUE DES PLÈVRES

Les plèvres ne sont visibles qu'à l'état pathologique ; on aura surtout à examiner les pleurésies sèches et les pleurésies avec épanchement. Les pleurésies sèches se manifestent à l'écran par une opacité surtout marquée à la base ; il y a une diminution de la mobilité diaphragmatique et le sinus costo-diaphragmatique est souvent en partie comblé. D'une façon générale, les signes donnés par la radioscopie sont dans ce cas un peu imprécis.

Pleurésie avec épanchement. — Les pleurésies de la grande cavité sont nettement visibles à l'écran. On aperçoit une obscurité presque totale du côté malade. Parfois même on aperçoit une ligne horizontale limitant la surface de l'épanchement (hydropneumothorax), le plus souvent l'ombre est limitée par une ligne oblique de bas en haut et de dedans en dehors, légèrement courbe (courbe de Damoiseau).

Dans les épanchements abondants, le cœur est souvent refoulé du côté opposé. Il y a une immobilité absolue du diaphragme du côté malade.

À côté de ces pleurésies libres de la grande cavité, on trouve également des pleurésies enkystées dont le diagnostic est considérablement facilité par l'examen radioscopique.

Pneumothorax. — Si l'on introduit dans la cavité pleurale une certaine quantité d'air (pneumothorax), on aperçoit à l'écran une image radioscopique toute particulière.

La plage claire, représentant le champ pulmonaire,

devient particulièrement transparente ; en même temps on aperçoit contre la colonne vertébrale et à sa partie supérieure une zone sombre produite par le poumon rétracté.

EXAMEN RADIOSCOPIQUE DES POUMONS

Nous avons vu l'aspect que présentaient les champs pulmonaires à l'état normal. Les ombres hilaires sont généralement peu marquées. Quand on fait tousser le sujet on s'aperçoit que les sommets s'éclairent vivement, en outre l'amplitude diaphragmatique est très large, témoignage d'une parfaite élasticité pulmonaire.

Ces aspects se modifient considérablement à l'état pathologique et nous indiquerons quelles sont en particulier ces modifications dans le cas le plus fréquent que l'on ait examiner, la tuberculose pulmonaire.

Il est extrêmement important de connaître d'une façon parfaite les signes radioscopiques de la tuberculose pulmonaire au début. Eux seuls, dans certains cas, permettront un diagnostic précoce.

L'examen des sommets doit se pratiquer avec le plus grand soin. Souvent ceux-ci sont cachés par la clavicule ; on dégage alors les espaces semi-lunaires en faisant légèrement incliner le sujet.

On notera d'abord la différence de transparence entre les deux sommets, et pour cela on devra examiner le malade en position frontale et dorsale. Une diminution de transparence unilatérale indiquera une diminution de la ventilation de ce sommet ; ceci sera d'ailleurs encore plus nettement mis en évidence en faisant tousser le sujet. S'il existe une lésion du sommet pulmonaire examiné, on constatera que la teinte de l'ombre restera invariable ; il en sera de même dans l'inspiration et l'expiration forcées (signe d'Orton). Au contraire on verra que le côté opposé s'éclaire très nettement.

Après avoir étudié les sommets, on portera son attention sur les ombres hilaires. A l'état normal ces ombres affectent la forme d'un croissant à concavité tournée vers l'extérieur et venant s'appuyer par leur convexité sur l'ombre médiastinale dont elles sont séparées par un espace clair, extrêmement étroit. Chez les tuberculeux, l'ombre du hile devient précocement anormale; elle devient beaucoup plus opaque et moins homogène, elle s'allonge considérablement et paraît se souder à l'ombre médiastinale. On note souvent à leur niveau la présence de petits nodules (ganglions trachéo-bronchiques).

Cependant ce développement exagéré des ombres hilaires n'est pas pathognomonique et fréquemment des affections pulmonaires et bronchiques peuvent, après leur évolution, donner aux ombres hilaires cet aspect particulier.

Il faudra toujours examiner avec le plus grand soin les champs pulmonaires et vérifier l'état des interlobes.

On trouvera parfois une bande obscure coupant transversalement la clarté du champ pulmonaire et il sera possible de diagnostiquer ainsi uniquement par l'examen radioscopique une tuberculose scissurale.

L'examen devra porter ensuite sur les sinus costodiaphragmatiques et le diaphragme. Souvent le sinus paraîtra légèrement obscurci par suite de la présence d'une pleurite de la base.

L'amplitude diaphragmatique est à l'état normal égale des deux côtés. Dans la tuberculose au début on constatera par une mesure orthodiagraphique une inégalité très nette. Cette diminution de l'amplitude diaphragmatique a été interprétée, suivant les auteurs, de différentes façons : pour les uns il s'agit d'une diminution de l'élasticité pulmonaire, pour d'autres il existerait des adhérences pleurétiques qui diminueraient la course du diaphragme. En tous cas, c'est un signe (signe de Williams) qui constitue un signe de première ordre pour le diagnostic précoce de la tuberculose.

Enfin l'examen de la cage thoracique et du cœur pourra fournir des renseignements importants. On notera fréquemment du côté atteint un affaissement de la cage thoracique et par suite un rétrécissement du champ pulmonaire. Les côtes sont plus fortement obliques et les espaces intercostaux rétrécis.

L'ombre cardiaque sera souvent globuleuse et étroite et l'opacité de cette ombre sera considérablement diminuée.

Toutefois cet argument ne sera jamais décisif, c'est tout au plus un signe qui doit s'ajouter à ceux que nous avons indiqués.

Nous venons d'indiquer l'ensemble des signes qui permettront de contribuer avec l'examen clinique au diagnostic de tuberculose au début.

Dans la tuberculose confirmée, tous ces signes augmentent considérablement de valeur. On aperçoit notamment des ombres disséminées ayant envahi tout le champ pulmonaire. Il se forme des pommelures, qui constituent une série de foyers de tuberculose.

Dans tous les cas, l'examen radioscopique apportera un concours précieux à l'examen clinique.

Nous adressant aux débutants, nous n'avons indiqué sommairement ici que les formes courantes d'affections pleuro-pulmonaires que l'on est susceptible de rencontrer fréquemment.

EXAMEN RADIOSCOPIQUE DU CŒUR ET DE L'AORTE

Nous ne pouvons donner que des indications un peu sommaires sur cette très importante question. Si l'on désire étudier d'une façon complète le problème, il y aura intérêt à se reporter au livre de MM. Vaquez et Bordet (1).

L'examen radioscopique du cœur et de l'aorte doit pouvoir se pratiquer dans la position debout et couchée. En outre il est nécessaire de pouvoir prendre des orthodiagrammes. L'instrumentation que nous avons indiquée conviendra parfaitement, en particulier notre table formant cadre radioscopique, permettant de passer immédiatement de l'examen couché à l'examen debout sera de première utilité. Les examens ne devront jamais être pratiqués qu'après une parfaite adaptation, car il est nécessaire de porter son attention sur des détails difficilement perceptibles. Souvent il sera nécessaire de fixer

(1) VAQUEZ et BORDET, Le Cœur et l'aorte, J.-B. Baillière et fils, édit. à Paris.

l'image cardiaque par un radiogramme qui en permettra une étude plus complète.

L'examen du sujet devra être pratiqué dans une série de positions qui sont au nombre de huit. Ce sont les positions frontale ou directe antérieure (le sujet tourne le dos à l'ampoule et regarde l'opérateur), la position dorsale ou directe postérieure (inverse de la précédente), les positions latérales droite et gauche, les positions obliques antérieures droite et gauche, les positions obliques postérieures droite et gauche.

Dans la position frontale, l'ombre du cœur et des gros vaisseaux prise orthodiagraphiquement se montre comme l'indique la figure 21. On aperçoit deux courbes limitant l'ombre cardiaque, l'une à droite l'autre à gauche de l'observateur. La courbe gauche peut

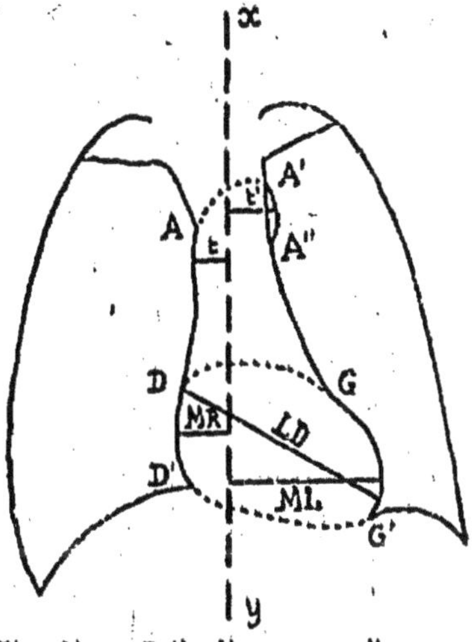

Fig. 21. — Orthodiagramme d'un cœur.

se décomposer de la façon suivante : en DD' une première courbe limitant l'oreillette droite, suivant DA ; une deuxième courbe atteignant l'articulation sterno-claviculaire ; elle limite le sternum et souvent même l'aorte ascendante qui déborde très légèrement l'ombre sternale La courbe droite peut se décomposer en trois : un arc inférieur GG' limitant le ventricule gauche, un arc moyen A"G, limitant l'artère pulmonaire, enfin l'arc supérieur A'A" représentant la partie descendante de la crosse aortique. La détermination des points DD'GG' est de la plus haute importance, car ce sont ces points qui permettront les mensurations des diamètres du cœur. Le point G se détermine par ce fait que la limite de l'ombre GA" subit un mouvement inverse de GG' quand on observe les battements cardiaques.

Quand on aura pris le tracé orthodiagraphique, on tracera les diamètres, le diamètre longitudinal LD allant du point D à la pointe du cœur, le diamètre transversal somme de deux diamètres obtenus en cherchant la plus grande distance séparant le bord droit du cœur de son bord gauche, ce diamètre est représenté par MR + ML.

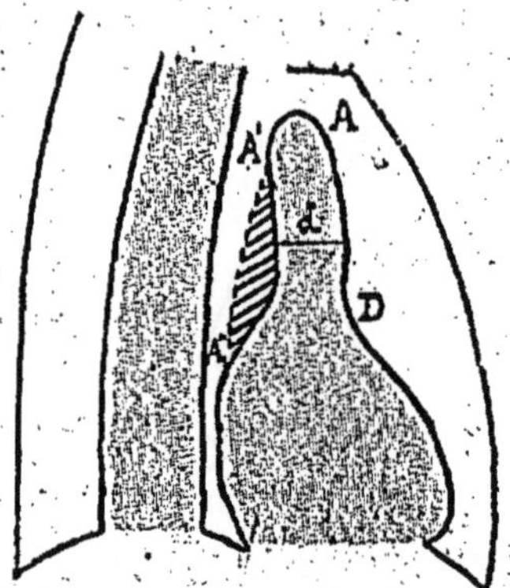

Fig. 22. — Orthodiagramme du cœur et de l'aorte en position oblique antérieure droite.

En ce qui concerne l'aorte, on déterminera de même un diamètre transversal représentant la plus grande distance existant entre le bord droit et le bord gauche.

On mènera de même la corde A"A, sous-tendant l'hémicercle aortique gauche.

La mesure de tous ces diamètres permettra l'étude du cœur et de l'aorte à l'état pathologique.

On remarquera enfin que l'ombre cardiaque se déforme suivant la position du sujet, notamment dans la position couchée il y a élargissement de l'ombre. Les déformations sont également considérables pendant l'inspiration et l'expiration forcées.

Dans la position oblique antérieure droite, le sujet regarde l'observateur et amène son épaule droite en contact avec l'écran, tandis que l'axe joignant les deux épaules forme avec lui un angle voisin de 60°. Cette position nous permet de voir à gauche l'ombre de la colonne vertébrale, puis un espace clair, enfin l'ombre cardiaque sur laquelle on peut distinguer l'oreillette droite et le ventricule droit.

En position oblique antérieure gauche, facile à s'imaginer d'après ce que nous venons de dire, la courbe gauche de l'ombre cardiaque nous montre l'oreillette et le ventricule droits, la courbe droite l'oreillette gauche et le ventricule gauche.

Les positions obliques postérieures permettent également de dissocier les différentes cavités cardiaques.

En oblique postérieure droite le sujet tourne le dos à l'écran et le touche par son épaule droite, l'axe des épaules faisant un angle de 60° environ, l'ombre cardiaque montrera à gauche l'oreillette gauche et le ventricule gauche, à droite le ventricule droit.

La position oblique postérieure gauche nous permettra de distinguer à droite l'oreillette droite, à gauche l'oreillette gauche.

Dans toutes ces positions, on apercevra également l'ombre de l'aorte ascendante, de la crosse, et de l'aorte descendante. C'est la position oblique antérieure droite qui sera la plus favorable.

On distinguera trois formes de cœur au point de vue physiologique : Cœur vertical, oblique et transversal. Dans l'examen radioscopique d'un cœur, on devra toujours prendre un orthodiagramme, sur lequel on mesurera les différents diamètres. On devra chercher également l'angle de disparition de la pointe du cœur. Pour cela, on placera le sujet dans la position dorsale et on le fera légèrement tourner de gauche à droite; on observera la pointe du cœur qui à un moment donné disparaîtra derrière l'ombre de la colonne vertébrale. La mesure de l'angle que fait l'axe des épaules avec le plan de l'écran donnera l'angle de disparition de la pointe du cœur qui doit être égal à 25 ou 30°.

La mesure de cet angle permettra souvent de dire s'il y a hypertrophie cardiaque. Nous ne pouvons entrer dans l'étude des modifications de l'ombre cardiaque à l'état pathologique; on trouvera l'étude complète de la question dans l'ouvrage de MM. Vaquez et Bordet. Nous rappellerons simplement que dans l'insuffisance aortique on trouvera de l'hypertrophie du ventricule gauche, dans le rétrécissement pulmonaire de l'hypertrophie du ventricule droit, dans le rétrécissement mitral par une augmentation de volume de l'oreillette droite.

Il ne faudra jamais oublier qu'ici pas plus que partout

ailleurs le diagnostic radiologique ne se suffit à lui-même ; il sera un complément utile et précieux de l'examen clinique.

EXAMEN RADIOSCOPIQUE DU TUBE DIGESTIF

La radioscopie apporte un concours de première importance dans l'examen de l'appareil digestif. Si l'on place un sujet derrière l'écran fluorescent, il n'est pas possible d'apercevoir aucune des parties de l'appareil digestif, l'œsophage, l'estomac et l'intestin se laissent complètement traverser par les rayons et ne donnent naissance à aucune ombre. Le seul détail qu'il sera possible d'apercevoir ce sera la présence d'une zone claire au niveau de la région sous-diaphragmatique gauche, correspondant à la bulle d'air stomacale. Il est nécessaire, pour apercevoir la forme et les dimensions des différentes cavités de l'appareil digestif de recourir à une substance opaque aux rayons X. On peut employer le carbonate de bismuth qui peut être absorbé sans aucun inconvénient à des doses extrêmement élevées.

Le sujet que l'on veut examiner doit être préparé de la façon suivante : il doit être à jeun depuis la veille, c'est-à-dire depuis une dizaine d'heures avant l'examen, il ne doit avoir absorbé aucune substance liquide ou solide. On commence par examiner le sujet dans cet état, on note les dimensions de la bulle d'air stomacale, on se rend compte si l'estomac ne contient aucune trace de liquide, enfin on doit bien examiner s'il n'existe pas d'ombres anormales.

On a préparé une bouillie de lait et de farine à laquelle on a mélangé 80 grammes de carbonate de bismuth, cette bouillie doit représenter un volume d'environ cinq cent centimètres cubes.

Ayant placé le sujet en position oblique antérieure droite, on lui fait absorber une première cuillerée de bouillie ; on aperçoit alors la bouillie bismuthée déplisser l'œsophage et donner naissance sur l'écran à une ombre très opaque ayant une largeur de 1 centimètre

environ et suivant la direction de l'ombre de la colonne
vertébrale. La colonne bismuthée ne présente pas sur
tout son trajet le même diamètre ; on peut y remarquer
quatre rétrécissements physiologiques, le cricoïdien,
l'aortique, le bronchique et le sus-diaphragmatique.

Le sujet restant dans cette position, on aperçoit très
nettement le franchissement du cardia par le repas bismuthé. Si le repas est suffisamment fluide, il pénètre
dans la cavité stomacale sous forme d'un jet se produi-
sant par à-coups et correspon-
dant aux contractions péristaltiques de l'œsophage.

Ce premier examen permet
de se rendre compte très facilement s'il existe une déformation anormale de l'œsophage, soit un rétrécissement, soit
une dilatation. On peut encore
se rendre compte de la per-
méabilité du cardia; la bouillie bismuthée doit immédiatement passer de l'œsophage
dans l'estomac. La traversée
de l'œsophage a une durée de
10 secondes.

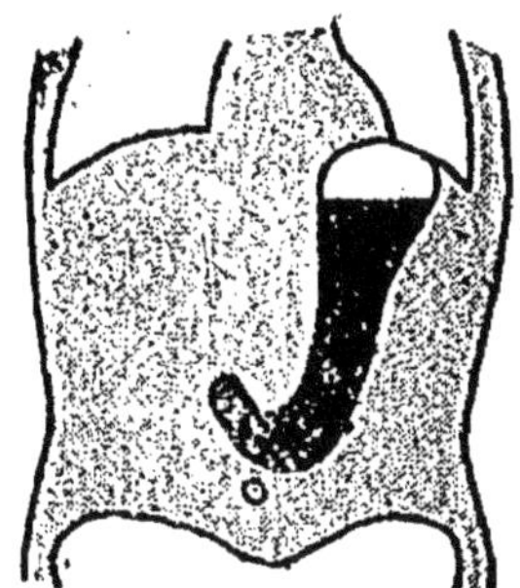

Fig. 23. — Orthodiagramme
d'un estomac.

Aussitôt après l'examen de l'œsophage, le sujet est
placé dans la position frontale et l'on doit étudier l'entrée des premières portions de bouillie bismuthée. L'estomac se déplisse peu à peu très lentement et l'on aperçoit la bouillie descendre vers le bas fond stomacal en
suivant un trajet légèrement oblique de haut en bas et
de dehors en dedans. C'est après cette première absorption que l'on pourra déterminer la situation du bas-fond
stomacal et savoir s'il se trouve situé en position normale ou bien trop haut ou bien trop bas. Le sujet conti-
nuant à absorber le repas bismuthé, on voit l'estomac
augmenter dans ses dimensions transversales, tandis que
le bas-fond ne s'abaisse que très peu sous l'influence du
poids du liquide bismuthé. Lorsque le remplissage est
complet, l'estomac affecte à l'état normal la forme d'un
pied de bas, la partie moyenne n'est pas rétrécie, les

contours sont parfaitement réguliers, l'extrémité correspondant au pylore se trouve située sur le côté droit de la colonne lombaire. Le bas-fond stomacal descend généralement au niveau de la ligne bi-iliaque. Suivant l'état de la musculature stomacale, la forme que présente l'estomac peut être essentiellement variable, le bas-fond peut être situé très au-dessus de la ligne bi-iliaque, l'estomac présente alors la forme d'une corne, l'estomac est dit hypertonique ; lorsque l'estomac a un bas-fond normalement situé et un pylore situé au-dessus de celui-ci, il est dit orthotonique.

Enfin souvent l'estomac descend très au-dessous de la ligne bi-iliaque, le bas-fond peut même être situé dans la fosse iliaque gauche, la partie moyenne est rétréci, l'estomac est dit hypotonique et même atonique pour les formes très prononcées. Cette forme stomacale peut se modifier considérablement à l'état pathologique. Dans l'ulcus des parois, par exemple, on peut observer des déformations en forme de doigt de gants, la partie moyenne peut être encore considérablement rétrécie, indéformable, l'estomac affecte alors une forme biloculaire. Dans le néoplasme, on peut observer des productions bourgeonnantes sur les faces intérieures, elles sont contournées par la bouillie bismuthée, les contours de l'ombre sur l'écran paraissent alors complètement irréguliers et déformés ; quand la tumeur siège au niveau du pylore, on peut voir une extrémité de l'ombre stomacale présentant des formes extrêmement irrégulières.

Après avoir étudié la forme de l'estomac, on peut examiner sa mobilité. Un premier examen consiste dans la palpation sous l'écran, on peut se rendre alors compte de la souplesse des parois, des points douloureux. On devra étudier également la mobilité de l'estomac avec les mouvements respiratoires. Lorsque le malade déprime sa paroi abdominale par la contraction de ses muscles ou bien exécute le mouvement contraire, on constate des déplacements du bas-fond stomacal atteignant dix centimètres. Ces différentes manœuvres rendent compte des adhérences de l'estomac avec les organes voisins.

Une fois que l'estomac est rempli, on constate au bout de quelques minutes qu'il se produit des mouvements péristaltiques. A la base de la grande courbure on voit se produire une encoche qui se creuse davantage et qui progresse vers la région pylorique d'un mouvement vermiculaire. Ces ondes de contraction se succèdent les unes aux autres. Lorsqu'une onde a atteint la région pylorique, il se produit une encoche plus profonde qui isole de l'estomac une sorte de bol bismuthé qui disparaît rapidement, soit par le duodénum, soit en revenant vers la cavité gastrique.

Ce premier examen se trouvant terminé, on laisse le malade au repos et on ne lui autorise aucune absorption de matières alimentaires pendant six heures. Au bout de ce laps de temps, le sujet est à nouveau examiné. L'estomac normal doit être trouvé complètement vide. Si l'on trouve des restes abondants du repas bismuthé, il y a lieu de penser à une sténose pylorique d'origine ulcéreuse ou néoplasique. Il y a cependant lieu de noter que le spasme pylorique simple peut également amener un retard considérable dans l'évacuation stomacale.

Après avoir franchi le pylore, le repas bismuthé traverse très rapidement l'intestin grêle ; six heures après l'ingestion du repas on trouve le bismuth dans les dernières anses de l'iléon, dans le cæcum et le début du côlon ascendant.

L'examen radioscopique de l'intestin grêle présente de sérieuses difficultés et ne peut guère être pratiqué que par un observateur très expérimenté. Cet examen est d'ailleurs surtout intéressant pour le duodénum.

Au bout de douze heures, le gros intestin se trouve convenablement rempli et l'on peut facilement distinguer ses différents éléments, cæcum, côlon ascendant, transverse et descendant.

A l'examen radioscopique, on aperçoit au niveau de la fosse iliaque droite une colonne bismuthée verticalement ascendante et atteignant la face inférieure du foie, c'est le côlon ascendant ; à ce niveau le côlon se coude et prend une direction transversale oblique de droite à gauche, c'est le côlon transverse qui se présente sous forme d'une guirlande très découpée. Le remplissage par le bismuth n'est pas complet, il est discontinu et se présente sous forme de masses irrégulières. A son extrémité gauche, le côlon transverse forme l'angle splénique, il se coude et prend une direction descendante formant le côlon descendant.

On aura très souvent à observer surtout des ptoses du côlon transverse ; la partie moyenne péut descendre très fréquemment jusqu'au niveau du pubis.

Le remplissage du gros intestin peut s'effectuer non seulement par voie buccale, mais aussi d'une façon beaucoup plus complète par voie rectale à l'aide d'un lavement bismuthé. On peut arriver ainsi à remplir d'une façon complète le gros intestin. C'est cette méthode de remplissage que l'on doit en particulier utiliser dans le cas de rétrécissement du gros intestin par néoplasme, par exemple.

Nous ne pouvons donner ici qu'un rapide aperçu des méthodes à employer pour l'examen radioscopique de l'appareil digestif, mais en se reportant aux publications nombreuses qui ont été faites sur la question, on comprendra facilement qu'il n'est pas possible de se passer de ce moyen de diagnostic dans les affections gastro-intestinales.

LOCALISATION ET EXTRACTION DES CORPS ÉTRANGERS

La localisation et l'extraction des projectiles constituaient avant la guerre un chapitre de radiologie d'une importance toute secondaire.

Ce problème est devenu à l'heure actuelle absolument fondamental.

Les procédés de localisation et d'extraction de projectiles qui ont été indiqués sont extrêmement nombreux, le lecteur qui voudra se rendre compte de la valeur de chacun d'eux lira avec profit l'ouvrage que MM. Ombredanne et Ledoux-Lebard (1) ont écrit sur la question.

Nous ne pouvons indiquer ici, même sommairement, tous les procédés de localisation qui ont été imaginés, leur nombre est trop considérable, nous nous contente-

(1) OMBREDANNE et LEDOUX-LEBARD, Localisation et extraction des projectiles. Collection horizon. Masson et Cie édit., 1917.

rons simplement d'indiquer deux ou trois procédés qui nous ont paru les plus simples pour être mis entre les mains des débutants.

MÉTHODES DE LOCALISATION SIMPLE

Nous laisserons de côté les procédés de localisation suivant deux axes qui se croisent avec les nombreux dispositifs imaginés, tels que notre radioprofundomètre(1) et ses dérivés ultérieurs, le conformateur de Menuet, le procédé de Vergely qui sont d'une précision insuffisante. Nous nous contenterons d'indiquer les procédés de localisation par déplacement de l'ampoule et par rotation.

Procédé de localisation par déplacement de l'ampoule.
(Dispositif de Haret.)

L'ampoule se trouvant parfaitement centré et le rayon normal déterminé, on place le sujet porteur du projectile sur la table radioscopique. On installe l'ampoule de façon à ce que le rayon normal vienne passer par le projectile. Soit A, le foyer anticathodique, l'écran fluorescent se trouve en E. Le rayon normal A PC B vient former sur l'écran une ombre du projectile en B. En plaçant un index sur le corps du sujet, on marque la sortie du rayon normal. La position de l'index est déterminée par ce fait que l'ombre du projectile sur l'écran se confond avec celle de l'index. On déplace l'ampoule parallèlement au plan de la table, le foyer anticathodique A vient en A' dans un même plan horizontal et l'image du projectile vient se former sur l'écran fluorescent en B'.

La figure 25 nous montre le trajet des rayons. Le rayon A B étant normal à l'écran et le déplacement de l'ampoule étant rigoureusement parallèle à celui-ci, les deux triangles B'BP et A'PA sont tous les deux rectangles. On connaît le déplacement AA' qui est celui de l'ampoule ; généralement on le prend égal à 10 centimètres. On me-

(1) G. Récнou, Le radioprofundomètre (*Archives d'Electricité médicale*, n° 387, 10 janvier 1915).

suré sur l'écran la distance BB'. La distance AA entre l'anticathode et l'écran a été mesurée une fois pour toute. Il est donc facile de construire graphiquement la figure. Haret place pour cela une règle graduée le long d'un mur (un ruban métrique de couturière suffit) ; l'extrémité inférieure de la règle représente le foyer anticathodique A. A partir de cette extrémité, on prend une longueur égale à A B. On applique alors en B une équerre dont l'un des côtés a la direction de la réglette, l'autre lui est perpendiculaire ; il suffit de prendre sur ce dernier côté gradué une longueur égale à BB'. Sur une perpendiculaire à la réglette au point A, on prend une longueur égale à 10 centimètres, ce qui nous donne A'. Il suffit alors de joindre par un fil les points A'C". Le point de rencontre de ce fil avec la réglette verticale nous donne BP. La distance BC de l'écran à la peau est toujours facile à déterminer par un moyen quelconque ; on obtient donc facilement la distance CP du projectile à partir du point C. CP = BP — BC.

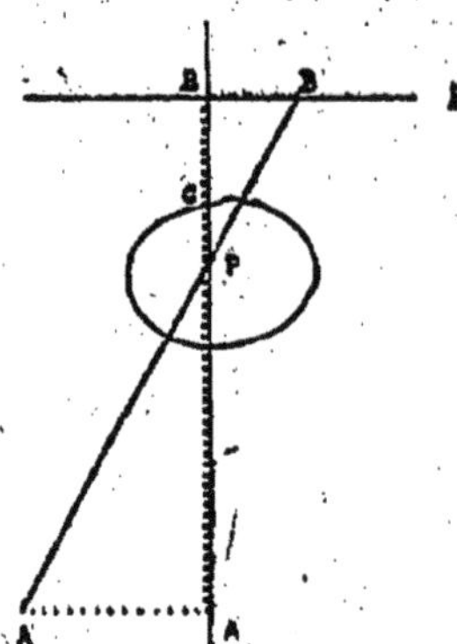

Fig. 24. — Schéma du procédé Haret.

Ce procédé extrêmement simple nous a paru particulièrement indiqué pour cet ouvrage. Sa précision est très suffisante, car, il faut l'avouer, la détermination de la profondeur d'un projectile au millimètre près est un leurre.

Nous signalerons qu'en utilisant la réglette si ingénieuse de Mazères on peut obtenir immédiatement la profondeur du projectile, quelle que soit la distance anticathode-écran. On mesure avec la réglette ce déplacement des ombres des projectiles sur l'écran et l'on multiplie le chiffre obtenu par la distance anticathode-écran, on obtient ainsi la distance écran-projectile.

Procédé de localisation par rotation limitée de l'ampoule. — Cette méthode particulière-

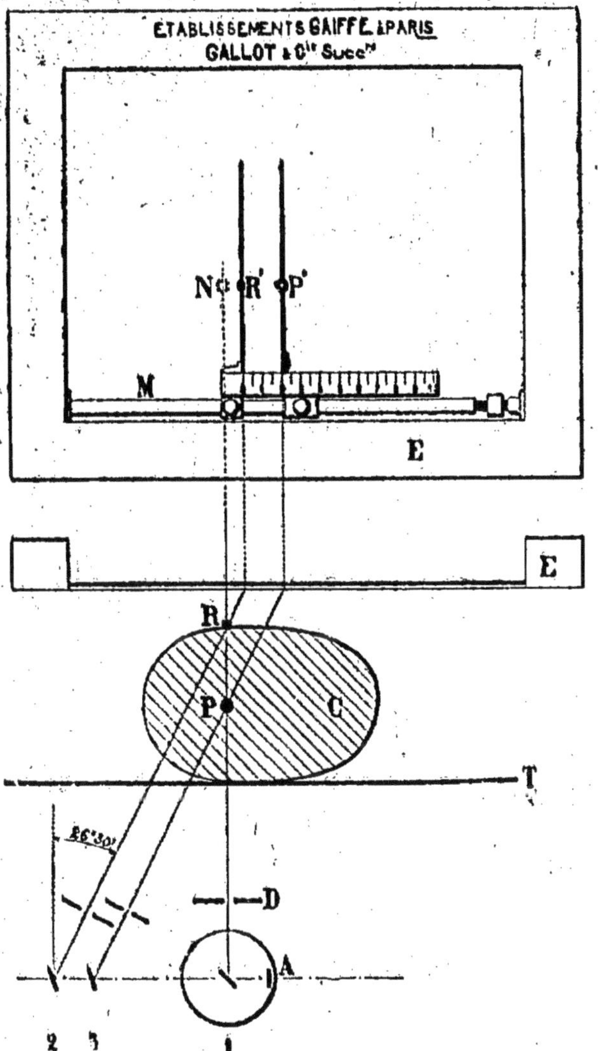

Fig. 25. — Schéma de la méthode de rotation.

ment simple présente de multiples avantages ; elle évite toute mesure de distance, elle est d'une grande précision. C'est la méthode de choix si l'on possède sur le pied porte-ampoule un collier à rotation limitée.

Le principe de la méthode est le suivant : l'ampoule se trouvant parfaitement centrée dans sa cupule, on fait en sorte que ce rayon normal vertical passe par le centre de l'ouverture du diaphragme lorsque celui-ci est horizontal. On fait passer le rayon normal par le projectile ; il se forme sur l'écran une ombre du projectile en N, l'ampoule est dans la position 1. On fait tourner l'ampoule et son diaphragme d'un angle déterminé et l'on déplace horizontalement l'ampoule de façon à ce que le rayon maintenant oblique passe par le projectile ; l'ampoule prend la position 3 et on a sur l'écran l'ombre du projectile en P'. Si l'on a pris soin de placer sur le corps du sujet, quand l'ampoule était dans la position 1, un index sur le rayon normal, on continue à déplacer l'ampoule jusqu'à ce que le rayon devenu oblique donne une ombre de l'index sur l'écran, l'ampoule vient dans la position 2, et le repère forme son image en R'.

Le triangle N P'P, rectangle, nous donne :

$$NP' = NP \, tg \, \alpha \ (\alpha \text{ angle de rotation})$$

le triangle NR'R donnera.

$$NR' = NR \, tg \, \alpha.$$

donc : $NP' - NR' = (NP - NR) \, tg \, \alpha.$

$$R'P' = RP. \, tg \, \alpha.$$

en particulier si $\alpha = 26°34' \, tg \, \alpha = \dfrac{1}{2}$ donc : $R'P' = \dfrac{1}{2} RP.$

En faisant tourner l'ampoule d'un angle fixe de 26°34', et en mesurant R'P' on aura immédiatement la profondeur du projectile en multipliant par 2 la valeur trouvée.

Si on ne place pas d'index sur la peau, il suffit de faire les deux premières opérations et on obtient alors la distance écran-projectile, dont on retranche la distance écran-peau, facilement mesurée avec l'écran percé de Hirtz-Gallot.

Méthodes de Localisation-Extraction.

Les méthodes que nous venons d'indiquer constituent des procédés de localisation simple qui indiquent la profondeur du projectile, mais ne peuvent guider le chirurgien pour aller à sa recherche. C'est le rôle des méthodes de localisation-extraction.

Ces méthodes sont au nombre de deux : 1º les compas; 2º l'extraction sous écran.

Les Compas (Compas de Hirtz). — Nous n'indiquerons ici qu'un seul compas, celui qui nous paraît le plus parfait et qui est d'ailleurs le père de tous les autres, je veux parler du Compas de Hirtz.

Nous ne donnerons ici qu'une description sommaire de cet appareil. Il se compose, comme le montre la figure, d'une sorte de trépied à trois branches mobiles dans le sens horizontal et dans le sens vertical. Au centre, une sonde destinée à la recherche du projectile peut se déplacer verticalement et suivant un arc de cercle OD. Le réglage de l'appareil, la prise de deux radiographies, la construction d'épures primitivement un peu compliquées, puis beaucoup plus simples, pouvaient dans une certaine mesure inquiéter le débutant. A l'heure actuelle, le réglage radioscopique est d'une telle simplicité que l'appareil peut être maintenant considéré comme beaucoup plus perfectionné.

Pour effectuer ce réglage, on utilise, comme le montre la figure 26, un support-rotule, composé d'un bloc métallique E que l'on fixe à la tige porte-écran. Ce bloc supporte une tige F, munie d'une sphère à son extrémité. Une mâchoire cylindrique R peut tourner en tous sens autour de la sphère et être bloquée dans une position quelconque.

En outre une fente permet d'y fixer la sonde S du compas. On opérera avec cet appareil de la façon suivante. Ayant déterminé la localisation du projectile par la méthode de rotation, on a déterminé la verticale VV' passant par le projectile. On connaît sur cette verticale la profondeur du projectile à partir du repère cutané *i*. On relève la sonde d'une longueur OV, égale à la profondeur du projectile. On place sur la sonde le niveau à bulle d'air N, et à l'aide de celui-ci on oriente verticalement la sonde que l'on fixe dans cette position. On déplace ensuite

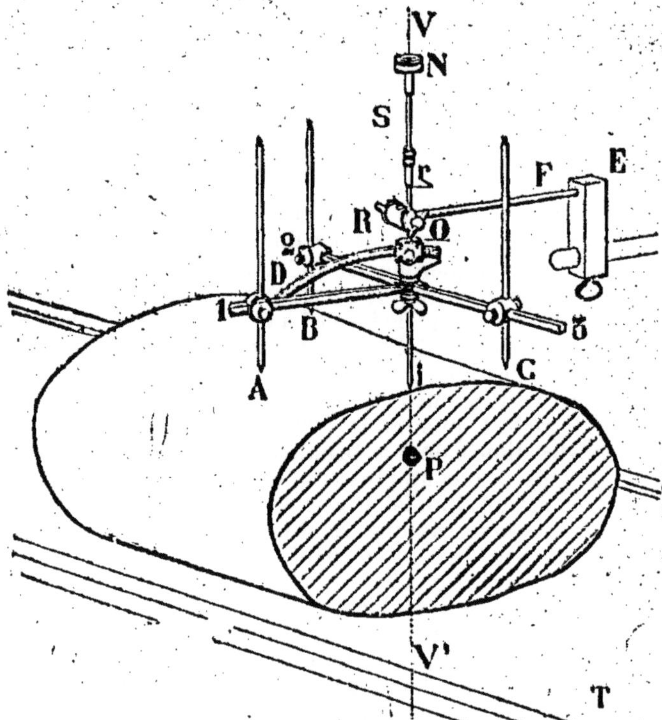

Fig. 26. — Compas de Hirtz disposé pour une localisation radioscopique.

verticalement tout le compas de façon à amener l'extrémité de la sonde en *i*.

On choisira des repères cutanés sur le sujet et on amènera les trois branches, 1, 2 et 3, à leur contact ; elles seront ensuite fixées dans cette position. Le compas est dès lors réglé pour l'intervention chirurgicale. Il suffira à ce moment de replacer le compas sur les points de repère, d'inciser la peau au point indiqué par la sonde et l'on tombera sur le projectile quand la sonde se sera enfoncée de la longueur OV. Le compas de Hirtz est susceptible de fournir les meilleurs résultats dans la plupart des cas, toutefois son rôle est à peu près nul pour les projectiles mobiles, tels que ceux de l'abdomen ou du poumon. Il faut donc que nous indiquions une méthode beaucoup plus générale ; l'extraction sous le contrôle de l'écran.

Extraction des projectiles sous le contrôle radioscopique.

Cette méthode peut véritablement être considérée comme la seule susceptible de donner une certitude absolue dans l'extraction des projectiles. Elle fut mise en œuvre véritablement pour la première fois par Wullyamoz (1). Il fallait cependant attendre la grande guerre pour voir cette méthode appliquée systématiquement.

Dès 1915, nous fûmes des premiers (2) à en faire l'emploi systématique et à la conseiller en utilisant une instrumentation à peu près semblable à celle de Wullyamoz, mais avec une technique particulière (3). Peu après viennent les publications de Bouchacourt (4), Ledoux-Lebard, etc., avec leurs techniques et leurs instrumentations particulières (5).

Avant toute tentative d'extraction sous le contrôle de l'écran, il est nécessaire de procéder à une localisation. Cette localisation, si les circonstances le permettent, peut être précise (méthode de Haret, méthode de Patte), sinon

(1) Wullyamoz, *Archives d'Electricité médicale*, n° 341, 10 septembre 1912.
(2) Réchou, Extraction chirurgicale des corps étrangers sous écran (*Archives d'Electricité médicale*, 1915).
(3) Réchou, *Société de chirurgie*, 12 janvier 1916.
(4) Bouchacourt, *Paris Médical*, 5 février 1916.
(5) Réchou, L'extraction des projectiles sur le front (*Paris Médical*, décembre 1916).

un simple examen à l'écran indiquant la situation du projectile par rapport aux os suffit dans la majorité des cas, et permet de déterminer la voie d'accès en collaboration avec le chirurgien.

Nous pensons que les conditions dans lesquelles on doit procéder à l'extraction sous écran sont les suivantes :

Opérer dans la salle d'opération, sans y apporter la moindre modification. Utiliser la bonnette (nous recommandons en particulier celle de Dessanne) et rejeter toute méthode exigeant le contrôle continu, dangereuse en raison des longues expositions aux rayons X et ne permettant pas une asepsie rigoureuse.

L'instrumentation doit être réduite au minimum. Avec le meuble de Ledoux-Lebard (contenant tous les appareils producteurs de rayons X) et notre table radio-chirurgicale décrite précédemment, on aura une instrumentation répondant à tous les desideratas, et pouvant avoir raisonnablement droit de cité dans une salle d'opération.

La technique que l'on doit employer est la suivante :

Le blessé transporté dans la salle d'opération est étendu sur la table radiologique préparée comme une table opératoire ordinaire ; le radiologiste se prépare de la même manière que le chirurgien et son aide. La bonnette porte-écran enveloppée de sa chemise stérilisée est fixée à sa tête. Le blessé est placé dans la position qui a été décidée lors de l'examen radioscopique préalable. Le radiologiste se place du côté de la table où se trouve la manette de commande, en face du chirurgien ; la main gauche seule doit toucher cette manette.

Les préparatifs terminés, le blessé endormi, le chirurgien demande au radiologue d'examiner la région où se trouve le projectile. Celui-ci, à l'aide de sa main gauche, place l'ampoule dans la région voulue et ouvre le diaphragme de façon à ne laisser passer qu'un faisceau très étroit de rayons X.

L'ombre du corps étranger est amenée au centre de la zone d'illumination de l'écran. Le courant est interrompu. Le radiologue prend de la main droite aseptique une pince que lui donne le chirurgien. L'ampoule étant de nouveau illuminée, la pointe de la pince est placée sur là peau du blessé, de façon à ce que son ombre se projette sur l'écran, au même point que l'ombre du projectile. Le chirurgien doit pratiquer son incision au point ainsi indiqué (c'est toujours une région accessible chirurgicalement, puisqu'elle a été choisie antérieurement). Pendant le début de l'acte opératoire, le radiologue s'é-

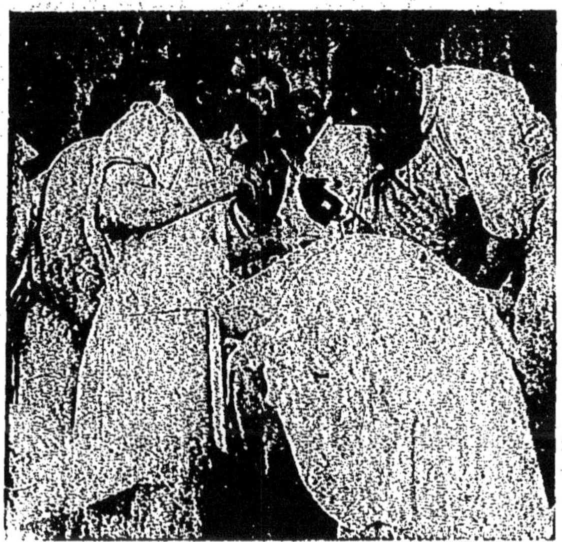

Fig. 27. — Extraction sous écran en bonnette.

carte légèrement et attend immobile afin de ne gêner ni le chirurgien, ni son aide. La main droite doit toujours être tenue levée, afin d'éviter tout contact septique.

Quatre cas seulement peuvent se présenter :

1° *Le corps étranger est un peu volumineux et peu profond.*

Dans ce cas le chirurgien touche immédiatement le corps étranger par la pointe du bistouri : dès lors, le rôle du radiologue est fini, le projectile est immédiatement extrait.

2° Le corps est un peu volumineux et profond.

Dans ce cas, l'incision étant pratiquée, le radiologue jette un coup d'œil, tenant à la main une pince longue que lui a donné le chirurgien ; il l'introduit dans l'incision et indique à celui-ci si la direction suivie est la bonne, ou bien s'il doit aller légèrement à droite ou à gauche, si le corps étranger est encore éloigné, puis se relève et laisse au chirurgien la liberté de ses mouvements. Après un ou ou deux examens ainsi pratiqués, le chirurgien atteint le projectile et l'extrait sans autre difficulté.

3° Le corps étranger est petit et superficiel.

Dans ce cas, tout peut se passer comme dans le premier, mais souvent le chirurgien ne peut sentir le corps étranger. Dès lors, le radiologue jette un coup d'œil, saisit le projectile avec la pince et l'enlève.

4° Le corps étranger est petit et profond.

L'incision ayant été pratiquée dans les conditions que nous avons indiquées plus haut, le radiologue va à la recherche du corps étranger ; il demande au chirurgien d'approfondir son incision s'il y a lieu. Il arrive ainsi rapidement sur le corps étranger qu'il saisit avec sa pince et extrait. Dans ce cas, il est inutile que le chirurgien recherche lui-même le projectile. La plupart du temps il ne le trouverait pas, car il est trop petit, et il perdrait un avantage de la méthode qui l'autorise à faire des incisions très petites dans lesquelles il serait souvent difficile d'introduire un doigt. Dans ces cas, les délabrements sont nuls et l'extraction rapide.

Bien entendu, si la région est dangereuse par ses vaisseaux ou ses nerfs, alors plus de lumière est nécessaire si le chirurgien ne peut sentir lui-même le corps étranger, il évite au radiologue les dangers de la route, en réclinant vaisseaux et nerfs ; celui-ci saisit le corps étranger que le chirurgien enlève lui-même.

En imprimant de légers mouvements à la pince et au tube, en percutant faiblement les masses musculaires, il est facile de savoir le muscle dans lequel se trouve le projectile et de connaître les positions respectives de l'extrémité de la pince et du corps étranger. Quand on saisit le projectile, si on éprouve la moindre résistance pour l'extraire, on doit laisser au chirurgien le soin de le libé-

rer, car on ne doit pas oublier que lui seul voit le champ
opératoire et que le radiologiste ne voit que le corps
étranger.

L'extraction étant effectuée, on vérifie si elle est complète. Les extractions sont toujours extrêmement faciles
et tous les projectiles sont extraits en quelques secondes
ou au plus en quelques minutes.

TABLE DES MATIÈRES

Poitiers. — Imp. G. ROY, 7, rue Victor-Hugo.

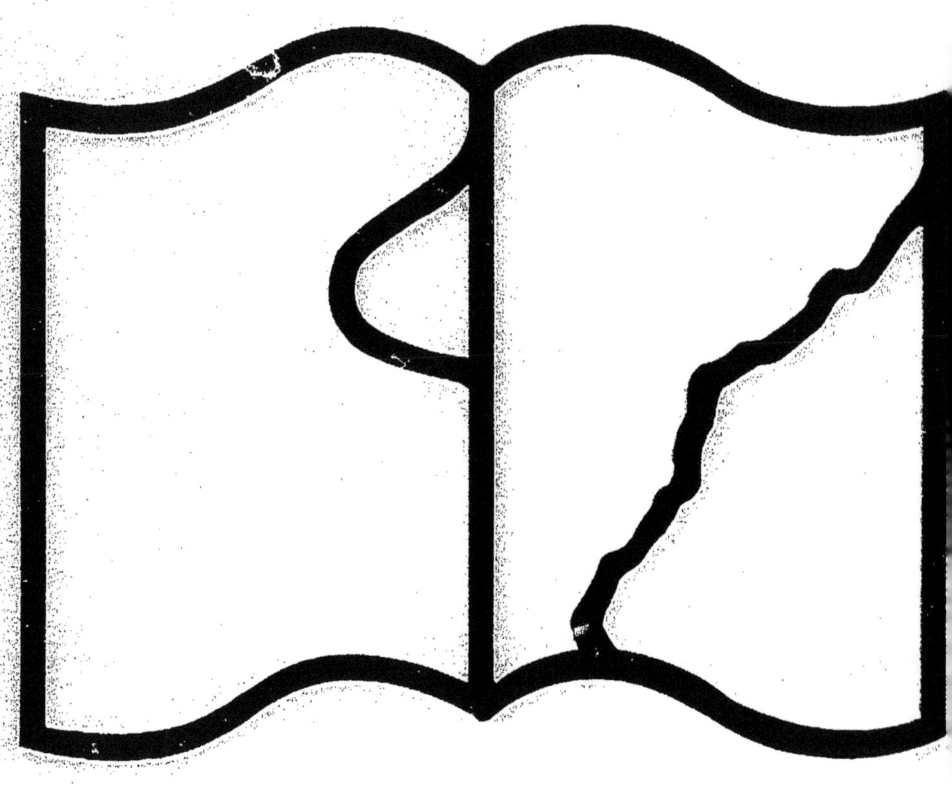

Texte détérioré — reliure défectueuse

NF Z 43-120-11

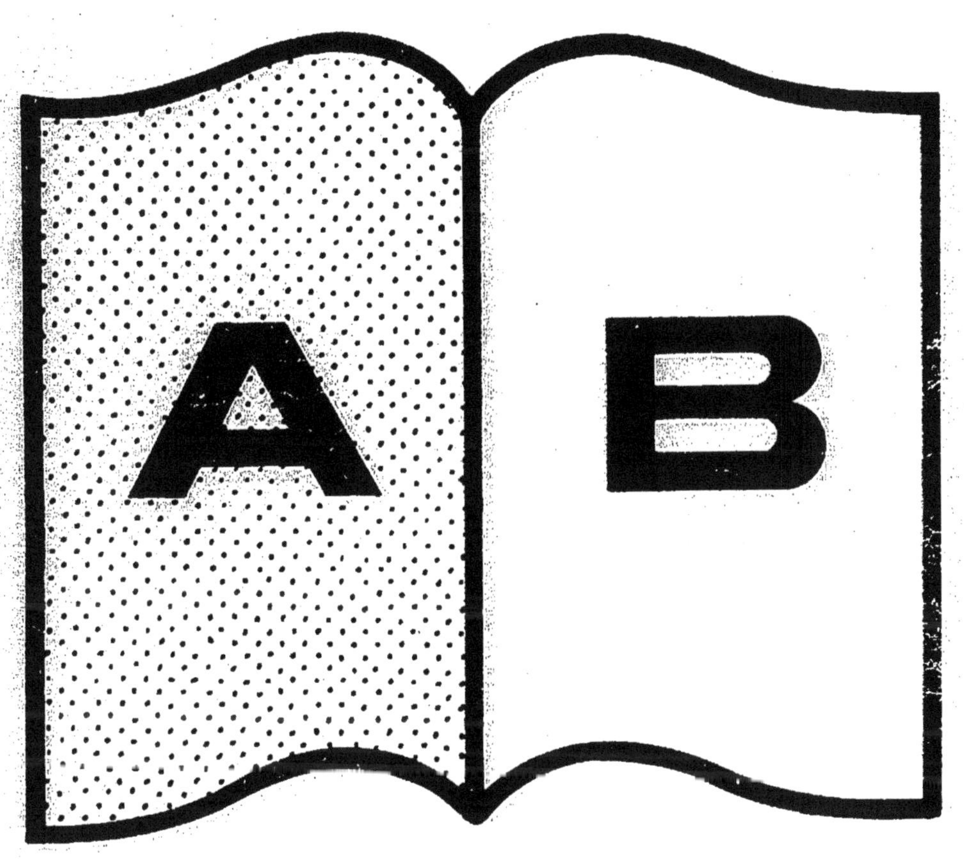

Contraste insuffisant

NF Z 43-120-14